高等医药教育规划教材

高等院校数字化融媒体特色教材

组织学与胚胎学实验教程

主　编　葛钢锋

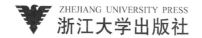

ZHEJIANG UNIVERSITY PRESS
浙江大学出版社

图书在版编目(CIP)数据

组织学与胚胎学实验教程 / 葛钢锋主编. —杭州：
浙江大学出版社,2020.5(2022.6 重印)
ISBN 978-7-308-20003-5

Ⅰ.①组… Ⅱ.①葛… Ⅲ.①人体组织学－实验－教
材②人体胚胎学－实验－教材 Ⅳ.①R32-33

中国版本图书馆 CIP 数据核字(2020)第 022893 号

组织学与胚胎学实验教程

主编　葛钢锋

策划编辑	阮海潮
责任编辑	阮海潮(1020497465@qq.com)
责任校对	王安安
封面设计	春天书装
出版发行	浙江大学出版社
	(杭州市天目山路 148 号　邮政编码 310007)
	(网址:http://www.zjupress.com)
排　　版	浙江时代出版服务有限公司
印　　刷	杭州杭新印务有限公司
开　　本	787mm×1092mm　1/16
印　　张	6.5
彩　　图	20
字　　数	198 千
版 印 次	2020 年 5 月第 1 版　2022 年 6 月第 3 次印刷
书　　号	ISBN 978-7-308-20003-5
定　　价	29.50 元

前　言

　　组织学与胚胎学实验是"组织学与胚胎学"课程的重要组成部分。《组织学与胚胎学实验教程》是在《组织学与胚胎学实验》教材的基础上，继承教材的特色，结合近年来实验教学改革成果及教学经验，重新精选光学显微镜（光镜）下组织结构图编写而成，使之更适用于组织学与胚胎学实验的教学。

　　光学显微镜下观察组织切片的形态结构是组织学与胚胎学实验教学的主要内容。学生通过在光学显微镜下观察组织切片，可以验证和巩固理论知识，同时在实验中会发现镜下所见组织结构与教材描述的差异，在实践中培养学生发现问题、分析问题及解决问题的能力。

　　本书共分十七章，除第一章"绪论"外，每章内容包含实验目的、实验内容、本章小结、思考题四部分。在显微镜下观察组织切片时，参考实验教程中的光镜组织结构实物图，可以更快速、准确地找到相应的组织结构，提高学生的观察能力及实验效果。本实验教程中的组织切片放大倍数除注明倍数者外，低倍为10倍目镜下10倍物镜的结构图，高倍为10倍目镜下40倍物镜的结构图。本章小结为每章理论知识的概括，有利于学生更好地掌握每章的主要内容。思考题包括单项选择题、名词解释及问答题，可供学生复习时练习。在组织学与胚胎学实验中，对所观察组织结构进行绘图也是实践技能要求之一，为便于学生绘制显微镜下观察到的组织切片结构图，书后附有组织学与胚胎学实验报告纸。由于各院校对不同专业的组织学与胚胎学实验要求及课时有所差异，所以对实验内容可作取舍，以适应不同的教学需求。

　　本书的编者为浙江中医药大学、上海中医药大学、山东中医药大学、天津中医药大学、安徽中医药大学、杭州医学院的十余位教学经验丰富的教师。

　　由于编者水平有限，书中不足之处敬请指正，便于今后修订完善。

葛钢锋

2020 年 4 月

高等医药教育规划教材
高等院校数字化融媒体特色教材

《组织学与胚胎学实验教程》
编委会名单

主　　编　葛钢锋（浙江中医药大学）

副主编　楼航芳（浙江中医药大学）

　　　　　陈伟燕（浙江中医药大学）

　　　　　陶水良（浙江中医药大学）

编　　委　（以姓氏笔画为序）

　　　　　王　征（杭州医学院）

　　　　　王　媛（山东中医药大学）

　　　　　王晶晶（浙江中医药大学）

　　　　　刘向国（安徽中医药大学）

　　　　　宋精梅（浙江中医药大学）

　　　　　张国栋（浙江中医药大学）

　　　　　周　青（浙江中医药大学）

　　　　　赵英侠（上海中医药大学）

　　　　　赵舒武（天津中医药大学）

目　　录

第一章　绪论 ……………………………………………………………… 1

第二章　上皮组织 ………………………………………………………… 4

第三章　结缔组织 ………………………………………………………… 9

第四章　血液 ……………………………………………………………… 16

第五章　肌组织 …………………………………………………………… 20

第六章　神经组织 ………………………………………………………… 25

第七章　循环系统 ………………………………………………………… 31

第八章　免疫系统 ………………………………………………………… 35

第九章　消化系统 ………………………………………………………… 39

第十章　呼吸系统 ………………………………………………………… 46

第十一章　泌尿系统 ……………………………………………………… 51

第十二章　皮肤 …………………………………………………………… 56

第十三章　眼和耳 ………………………………………………………… 59

第十四章　内分泌系统 …………………………………………………… 63

第十五章　男性生殖系统 ………………………………………………… 67

第十六章　女性生殖系统 ………………………………………………… 71

第十七章　胚胎学 ………………………………………………………… 76

组织学与胚胎学实验报告 ………………………………………………… 83

彩图 ………………………………………………………………………… 99

第一章　绪　论

一、实验目的

组织学是研究机体微细结构及其相关功能的科学。组织学实验以借助显微镜观察组织切片为基本方法,通过观察各种组织切片结构,验证和巩固理论知识,培养学生观察事物、发现问题、分析问题和解决问题的能力。胚胎学实验通过观察人体胚胎发育各阶段的实物标本及模型结构,帮助学生建立胚胎动态发展的立体概念,了解胚胎各组织器官的发育和演变过程。

二、实验要求和注意事项

1.注意局部与整体、平面和立体的关系。切片显示的是细胞、组织和器官的局部平面结构,同一结构由于切面不同而呈现形态差异。学生应从局部平面结构的观察中,建立起立体的整体概念。

2.注意从组织静态结构中了解组织器官的动态变化。生活的细胞和组织是始终处于动态变化之中的,这在胚胎时期的生长发育变化中更为显著,但在切片中所见的结构都是某一时刻的静态形象,所以要善于从组织的静态相中理解其动态变化。

3.观察时先用肉眼观察切片的一般轮廓、形态和染色情况,再用低倍镜观察,最后用高倍镜观察。应重视低倍镜下的观察,它可以了解组织切片的全貌、层次和位置关系。而高倍镜下的观察为局部结构的放大,切勿在放置切片后立即用高倍镜观察。

4.实验时还需分析所见组织结构的差异或异常现象。同一器官组织在不同的生理功能下,其形态结构有差异;同一器官组织不同的取材来源,其形态结构也有差异;同一器官组织由于切片制作过程中固定、染色等因素的影响,其形态结构会有差异;同一切片在不同的光线强弱、调焦下,显微镜下形态可有差异;部分切片还会出现组织结构裂隙、皱褶、被污染等人为现象。

5.绘图必须实事求是,看到什么内容就绘什么内容,应准确地反映镜下所见结构,不能凭记忆或按图谱摹画。随着手机拍照清晰度的不断提高,可将镜下结构用手机拍摄清晰图像作为绘图依据。绘图要在全面观察标本的基础上,选取能够表示该器官组织结构特征的典型结构,正确表示组织结构各部分的形态、比例、位置及颜色。

6.遵守实验室规章制度,尤其要爱护显微镜和组织切片。

三、光学显微镜的构造、使用方法和保护

1.光学显微镜的主要构造如图 1-1 所示。

2.光学显微镜的使用方法

(1)取镜:拿显微镜时必须一手紧握镜臂,另一手平托镜座底,切忌单手提取以免目镜脱落。

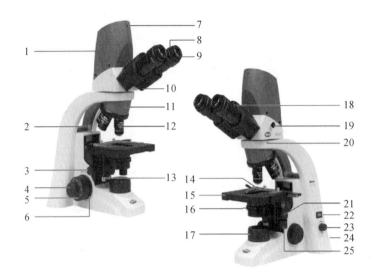

1.铰链式双目数码头;2.粗调节高度限位调节螺钉;3.聚光镜升降调节手轮;4.微调焦手轮;5.粗调焦手轮;6.粗调焦扭矩(松紧调节圈);7.指示灯;8.视度补偿圈;9.目镜;10.双目镜筒;11.物镜转换器;12.物镜;13.聚光镜限位螺钉;14.片夹;15.机械移动载物台;16.聚光镜孔径光栏调节手柄;17.集光镜;18.瞳距刻度;19.拉杆;20.镜筒紧定螺钉;21.载物台 Y 向调节手轮;22.电源开关;23.亮度调节手轮;24.电源输入;25.载物台 X 向调节手轮。

图 1-1　光学显微镜构造

（2）对光:打开电源开关,调节光源亮度;采用自然光的光学显微镜,需用反光镜对光。

（3）放置组织切片:将组织切片的盖玻片朝上,放在载物台上,然后用镜片夹固定,目视下将组织切片移位至载物台圆孔中。

（4）低倍镜观察:从侧面目视低倍物镜镜头,旋转粗调焦手轮,4 倍物镜镜头与切片的距离约为 3cm,10 倍物镜镜头与切片的距离约为 2cm。再从目镜观察,先旋转粗调焦手轮,再旋转微调焦手轮,边旋转边观察,直到视野物像清晰为止。

（5）转换高倍镜:需转换高倍镜头时,必须先在低倍镜下将要观察的组织结构移到视野正中,然后直接转换高倍镜头,此时镜下隐约可见物像,再稍微转动微调焦手轮即可看清楚物像。

（6）油镜使用:油镜需用香柏油为媒介,用毕必须及时用无水酒精或二甲苯擦去油镜镜头和切片上黏附的香柏油。

（7）收尾工作:显微镜用毕,取下切片,物镜转成"八"字形,下降镜头至接近载物台,最后用显微镜罩将其覆盖或将显微镜放入镜箱。

3.使用显微镜的注意事项

（1）学生不能自行拆卸显微镜的任何部件或与其他显微镜调换部件。使用前后要检查各零部件是否齐全,如发现损坏应及时报告教师,以便修理。

（2）目镜、物镜和玻片要保持干净。

（3）擦拭镜面必须用实验室配备的专用擦镜纸,不能用其他抹布或普通手纸擦拭镜面。必要时可用擦镜纸蘸少许无水酒精或二甲苯擦去镜头上的污物。

四、组织切片的一般制作方法

组织切片的制作常用石蜡切片法,用苏木素(Hematoxylin)和伊红(Eosin)染色,简称HE 染色,一般需经过以下步骤:

1. 取材固定

迅速切取人体或动物器官约 0.5cm×1.0cm×1.0cm 大小的组织块,放入固定液固定6～24 小时。固定液的量一般为组织块大小的 20 倍。固定液分单纯固定液和复合固定液,常用的单纯固定液为 95％乙醇、10％甲醛等,适合普通组织的固定;根据所显示组织结构的不同分别采用不同的复合固定液,Carnory 液适用于腺体和淋巴组织的固定,Carnoy 液常用于糖原及尼氏体的固定等。固定的目的是使组织细胞在死后尚未发生显著变化之前,用固定液使细胞内的蛋白质凝固以保持组织原来的结构成分,提高细胞内微细结构的折光率以利于观察,但其形态结构与活的组织细胞有差异。

2. 脱水和透明

经固定的组织内含水分,水分不能与石蜡相溶,因此在包埋前必须脱水。经流水冲洗后的固定组织,移入由低浓度到高浓度排列的各级酒精中进行脱水。脱水后的组织还需要用能与包埋剂相溶的液体浸透,常用的如二甲苯,在二甲苯中浸透 3 次以除去酒精,组织变为透明。

3. 包埋

经透明的组织在 56℃的石蜡中浸泡 3 次,使其充分渗入组织细胞内,最后把组织包埋在石蜡中。

4. 切片

用切片机将包埋后的组织切成 5～7μm 厚的切片,置入温水中使切片张开,裱贴于涂有蛋白甘油的载玻片上,在烘箱中烘干。

5. 切片脱蜡及水化

干燥后的切片需脱蜡及水化才能在水溶性染液中进行染色。用二甲苯脱蜡,再逐级经纯酒精及梯度酒精直至蒸馏水。

6. 染色

染色的目的是使细胞内各微细结构染上不同的颜色,提高折光率以利于观察。常用 HE 染色。苏木素为碱性染料,使细胞内的某些物质如染色质和核糖体等染上蓝色。伊红是酸性染料,可使细胞质和细胞外基质染上红色。

7. 切片脱水、透明和封片

染色后的切片尚不能在显微镜下观察,需经梯度酒精脱水,再经二甲苯透明后,迅速擦去材料周围多余液体,滴加适量(1～2 滴)中性树胶,再将洁净盖玻片倾斜放下以免出现气泡,封片后即制成永久性玻片标本,在光镜下可较长时间反复观察。

五、思考题

在低倍镜下能看到组织切片的结构,转高倍镜时看不到,这是什么原因?

1.答案

第二章　上皮组织

一、实验目的

1. 掌握单层扁平上皮、假复层纤毛柱状上皮、复层扁平上皮的组织结构。
2. 熟悉单层立方上皮、单层柱状上皮、变移上皮的形态结构。

二、实验内容

(一)单层扁平上皮

材料:蟾蜍肠系膜(铺片)　染色:硝酸银

目的:掌握单层扁平上皮的表面观结构。

1. 肉眼观察

可见一染色为棕色的组织。

2. 低倍观察(图 2-1,彩图见书末,下同)

在物镜为 10 倍的低倍镜下,细胞呈多边形,排列紧密,互相镶嵌;细胞中央有圆形或椭圆形的浅染区(细胞核)。

3. 高倍观察(图 2-2)

在物镜为 40 倍的高倍镜下观察到的组织结构与物镜为 10 倍的镜下所见类似,但结构更清晰。细胞呈多边形,排列紧密,互相镶嵌;细胞中央有浅色圆形或椭圆形的细胞核;细胞间的棕黑色波纹线条为硝酸银感光后沉淀而显示的细胞外基质。

(二)假复层纤毛柱状上皮

材料:兔支气管　染色:HE

目的:掌握假复层纤毛柱状上皮的组织结构。

1. 肉眼观察

可见一环状组织结构即为支气管的横切面,分清气管的内外,在内表面覆盖了假复层纤毛柱状上皮。

2. 显微观察(图 2-3)

在气管内表面找到上皮后,选择比较整齐的部位观察假复层纤毛柱状上皮,内有多层排列不整齐的细胞核,游离缘有卵圆形的空泡结构(杯状细胞)。

3. 高倍观察(图 2-4)

上皮细胞的核排列成多层,细胞的基部可见一薄层嗜酸性染色均质结构,即为基膜。各细胞形态不清晰,有锥形细胞、梭形细胞、柱状细胞和杯状细胞等,参差不齐,看似复层,实为单层,柱状细胞游离面绒状突起为纤毛,故称假复层纤毛柱状上皮。(请思考:此种上皮分布在哪些器官中?有何作用?)

(三)复层扁平上皮

材料:人食管　染色:HE

目的:掌握复层扁平上皮的组织结构。

1.肉眼观察

食管横切面呈环形,管壁厚,管腔不规则,管壁内表面弯曲的深色带状结构即为复层扁平上皮。

2.低倍观察(图 2-5)

先找到管壁的内表面,被覆于管壁内表面的上皮较厚,为多层细胞组成的复层上皮。细胞排列紧密,细胞外基质很少。上皮的基底面呈波浪状与深面的结缔组织相连接。

3.高倍观察(图 2-6)

上皮基底层细胞是一层立方形或矮柱状细胞,细胞排列紧密,界限不清,细胞核呈圆形或椭圆形,染色较深;基底层细胞附着于基膜上,基膜较薄而不易看清。中间数层细胞较大,呈多边形,细胞界限清楚,细胞核圆形或椭圆形,着色较浅;表层细胞扁平形,核梭形,较小,部分细胞有脱落现象。由基底层、中间层到表层,上皮细胞的形态逐渐改变,基底层细胞不断增生,增生的细胞向表面推移,补充表层脱落的细胞。(请思考:复层扁平上皮在食管起何作用? 还存在于哪些器官?)

(四)单层扁平上皮(示教)(图 2-7)

材料:人肾 染色:HE

目的:熟悉单层扁平上皮的侧面观形态。

观察:位于肾小囊壁层的为一层扁平细胞。细胞中央有核部位略厚,向管腔突出,核梭形,胞体其他部位菲薄。

(五)单层立方上皮(示教)(图 2-8)

材料:兔肾 染色:HE

目的:熟悉单层立方上皮的形态及位置。

观察:可见组织周围着色较深的为皮质,中央着色较浅的为髓质,髓质中可观察到许多管道的切面,肾小管远端小管的管壁由一层立方上皮构成,细胞界限清楚,核圆形,位于细胞中央,细胞质着色浅淡。

(六)单层柱状上皮(示教)(图 2-9)

材料:人小肠绒毛 染色:HE

目的:熟悉单层柱状上皮的形态结构。

观察:小肠绒毛上皮为单层柱状上皮,可见一层高柱状、排列紧密的细胞,细胞界限可见,核椭圆形,位于细胞近基底部,胞质染色呈红色。柱状细胞间夹有杯状细胞。

(七)变移上皮(示教)(图 2-10)

材料:兔膀胱 染色:HE

目的:熟悉变移上皮的形态结构。

观察:不同功能状态下的膀胱,其上皮厚薄不同,当膀胱收缩时上皮较厚,当膀胱扩张时上皮变薄。膀胱收缩状态下上皮表层细胞较大,呈大立方形或大矮柱状,核1~2个,又称盖细胞;中间层细胞呈倒梨形及多边形;基层细胞呈立方形或矮柱状,细胞较小。当膀胱扩张时,上皮变薄,各层上皮细胞的垂直径相应变小。(请思考:变移上皮和复层扁平上皮在形态上有何区别? 变移上皮分布在哪些器官? 其意义何在?)

三、本章小结

(一)上皮组织的组成与特点

上皮组织由细胞和细胞外基质组成,其特点是:

1.细胞多,细胞外基质少,细胞排列紧密。

2.上皮细胞有极性,分游离面和基底面。

3.上皮组织一般无血管,营养由结缔组织中的营养物渗透过基膜再供给。

4.上皮组织具有保护、吸收、分泌、排泄、感觉等功能。

(二)被覆上皮分类

1.单层上皮:单层扁平上皮、单层立方上皮、单层柱状上皮、假复层纤毛柱状上皮。

2.复层上皮:复层扁平上皮、复层柱状上皮和变移上皮。

(三)各类上皮的结构特点、分布和功能

1.单层扁平上皮

结构:由一层扁平形细胞组成,核扁圆,位于细胞中央。

分布:

衬于心脏、血管和淋巴管腔面的称内皮。

分布在胸膜、腹膜和心包膜表面的称间皮。

其他还分布在肺泡和肾小囊壁层等处。

2.单层立方上皮

结构:由低棱柱状细胞组成,核圆形,位于细胞中央。

分布:肾小管近端小管、肾小管远端小管、甲状腺滤泡等处。

3.单层柱状上皮

结构:由高棱柱状细胞组成,核长圆形,常位于细胞近基底部。肠道的单层柱状上皮细胞之间常散在许多杯状细胞。

分布:胃、肠、胆囊等的腔面。

4.假复层纤毛柱状上皮

结构:由形状和高度不同的细胞构成,由柱状、杯状、梭形和锥形等细胞构成,细胞基底部均与基膜相连,柱状细胞的游离面上有纤毛。

分布:呼吸道内表面。

5.复层扁平上皮

结构:由多层细胞构成,基底层是一层立方形或矮柱状的细胞,具有分裂增殖的能力,中间数层多边形细胞,浅层为梭形细胞,表层细胞呈扁平形。

分布:角化的复层扁平上皮分布在皮肤表皮;未角化的复层扁平上皮衬在口腔、食管和阴道等腔面。

6.变移上皮

结构:上皮厚度和细胞形态可随所在器官状态的不同而变化。当所在器官收缩时,上皮变厚,细胞变高;当所在器官扩张时,上皮变薄,细胞变扁。

分布:膀胱和输尿管等泌尿系统的腔面。

(四)上皮组织的特殊结构

1. 上皮细胞的游离面

(1)微绒毛:上皮细胞游离面细胞质和细胞膜向表面伸出的微细指状突起,能显著增加细胞的表面积。

(2)纤毛:上皮细胞游离面向外伸出的细长能摆动的突起,内有"9+2"的纵行微管结构,有摆动功能。

2. 上皮细胞的侧面结构有紧密连接(闭锁小带)、间连接(黏着小带)、桥粒(黏着斑)、缝隙连接(通讯连接)。

3. 上皮细胞的基底面

(1)基膜:位于上皮基底面与其下方的结缔组织之间,由基板和网板组成。

基板:由上皮细胞产生,分透明层和致密层。

网板:由成纤维细胞产生,由网状纤维和基质组成。

(2)质膜内褶:上皮细胞基底面的细胞膜向胞体内折叠而成,附近的胞质内有纵行排列的线粒体。

(3)半桥粒:位于上皮细胞基底面的细胞膜内侧,为桥粒的一半。

(五)腺上皮和腺

(1)腺上皮:主要执行分泌功能的上皮组织。

(2)腺:以腺上皮为主要成分的器官。

四、思考题

(一)单项选择题

1. 心包膜表面的上皮属于 ( )
    A. 单层扁平上皮   B. 单层立方上皮   C. 单层柱状上皮
    D. 假复层纤毛柱状上皮   E. 复层扁平上皮

2. 胃、肠管腔内表面的上皮属于 ( )
    A. 单层扁平上皮   B. 变移上皮   C. 单层柱状上皮
    D. 假复层纤毛柱状上皮   E. 复层扁平上皮

3. 呼吸道气管黏膜的上皮属于 ( )
    A. 单层扁平上皮   B. 单层立方上皮   C. 单层柱状上皮
    D. 假复层纤毛柱状上皮   E. 复层扁平上皮

4. 膀胱黏膜的上皮属于 ( )
    A. 单层扁平上皮   B. 变移上皮   C. 单层柱状上皮
    D. 假复层纤毛柱状上皮   E. 复层扁平上皮

5. 角化复层扁平上皮分布于 ( )
    A. 食管   B. 口腔   C. 阴道   D. 皮肤   E. 咽

6. 杯状细胞见于 ( )
    A. 单层扁平上皮   B. 单层立方上皮   C. 假复层纤毛柱状上皮
    D. 复层扁平上皮   E. 变移上皮

7. 位于上皮细胞基底面与深部结缔组织之间的薄膜称 ( )

　　A. 微绒毛　　　B. 纤毛　　　　　C. 基膜　　　　　D. 质膜内褶　　　E. 桥粒

8. 光镜下的纹状缘，电镜下由下列哪项组成　　　　　　　　　　　　　　　（　　）

　　A. 微绒毛　　　B. 纤毛　　　　　C. 基膜　　　　　D. 质膜内褶　　　E. 桥粒

9. 光镜下的刷状缘，电镜下由下列哪项组成　　　　　　　　　　　　　　　（　　）

　　A. 微绒毛　　　B. 纤毛　　　　　C. 基膜　　　　　D. 质膜内褶　　　E. 桥粒

10. 细胞间连接结构中，又称通讯连接的是　　　　　　　　　　　　　　　（　　）

　　A. 紧密连接　　B. 中间连接　　　C. 半桥粒　　　　D. 桥粒　　　　　E. 缝隙连接

(二)名词解释

1. 内皮

2. 间皮

3. 基膜

4. 腺

5. 微绒毛

(三)问答题

试述上皮组织的基本特征。

　2. 答案

第三章 结缔组织

一、实验目的

1.掌握疏松结缔组织的结构。

2.掌握骨组织的结构。

3.熟悉软骨组织的结构。

4.熟悉浆细胞、肥大细胞、弹性软骨的形态结构特点。

5.熟悉致密结缔组织、脂肪组织、网状组织的结构。

二、实验内容

(一)疏松结缔组织

材料:兔皮下组织(铺片) 染色:HE、来复红和亚甲蓝复染

目的:掌握疏松结缔组织的形态结构。

1.肉眼观察

疏松结缔组织铺片呈红色,厚薄不均。

2.低倍观察(图 3-1)

选择标本较薄、色浅的部位进行观察(厚处因结构重叠而不易看清),可见以下结构:

(1)结缔组织的细胞种类多,无极性地分散在细胞外基质中,细胞外基质丰富。

(2)本片所见淡粉红色的带状结构为胶原纤维,数量多,粗细不一,在其间有染成紫蓝色的细长的弹性纤维。胶原纤维和弹性纤维纵横交错成疏松的网,纤维之间有许多细胞。(思考:为什么没有观察到网状纤维?)

(3)纤维间所见细胞核即为疏松结缔组织的细胞。

(4)除细胞和纤维外其余间隙部分为无定形的基质,光镜下不显示。

3.高倍观察(图 3-2)

重点观察成纤维细胞和巨噬细胞,其他细胞本片难以分辨。

(1)成纤维细胞:核椭圆形,核淡染,核仁明显。大部分细胞胞质染色较浅,细胞轮廓不清;少部分细胞胞质呈弱嗜碱性而被染为淡蓝色,有时可见扁长分支的突起。成纤维细胞的静止期细胞为纤维细胞,细胞细长,核长梭形。

(2)巨噬细胞:细胞形状不规则或呈圆形,胞质中可见深染色颗粒(为吞噬的胎盘蓝颗粒),核小,染色较深。

(3)胶原纤维和弹性纤维与在低倍镜下所见类似。

(二)骨组织

材料:长骨骨干磨片 染色:硝酸银

目的:掌握骨组织的结构。

1.低倍观察(图 3-3)

在骨干磨片中可见如下结构:

(1)外环骨板:在骨外表面,为数层与骨表面平行排列的骨板,有时可见与骨表面垂直走行的穿通管(福尔克曼管)。

(2)内环骨板:位于骨髓腔周围,层次少,多不规则,亦可有福尔克曼管。

(3)哈弗斯系统:在内外环骨板之间有许多呈同心圆排列的结构,称为哈弗斯系统,每个哈弗斯系统由哈弗斯管和哈弗斯骨板所组成。中央管(哈弗斯管)位于中央,活体时为血管、神经、淋巴管的通路。哈弗斯管周围有几层或几十层呈同心圆排列的环层骨板。

(4)间骨板:在哈弗斯系统之间有一些排列不规则的骨板,此即间骨板。

2.高倍观察(图 3-4)

在骨板之间或骨板内,骨细胞胞体所在的腔隙为骨陷窝,呈椭圆形。从骨陷窝向四周发出的许多骨小管为骨细胞突起所在的腔隙,相邻骨陷窝之间的骨小管彼此相通。由于骨磨片较厚,磨制过程中骨磨片一般厚薄不均,同一视野内部分结构稍有模糊不清,可通过调节焦距逐一看清。

(三)软骨组织

材料:兔气管 染色:HE

目的:熟悉软骨组织的结构。

1.肉眼观察

气管壁中央染色较深部分为软骨。

2.显微观察(图 3-5)

透明软骨组织的基质均匀一致,看不出纤维。软骨细胞形态大小不同,位于软骨中央部分的软骨细胞常成双或三五成群,位于周边的软骨细胞多单独存在,体积偏小,愈向外愈甚,软骨表面被有致密结缔组织形成的软骨膜,与软骨之间界限不清。

3.高倍观察(图 3-6)

(1)软骨膜:为致密结缔组织,纤维排列比较规则,软骨膜内侧含较多梭形细胞(骨祖细胞)。

(2)软骨细胞:在软骨周边部位呈梭形,细胞小,渐进中央则为椭圆形或圆形,细胞增大,且常三五成群,成为同源细胞群。软骨细胞富有水分,切片制作时细胞固定后收缩,所见之空隙即软骨陷窝。

(3)基质:均质状,在软骨细胞周围染色较深,呈嗜碱性,为软骨囊,因此处含较多的硫酸软骨素,基质内的胶原纤维因折光性与基质一致而不明显。

(四)浆细胞(示教)(图 3-7)

材料:人鼻息肉切片 染色:HE

目的:熟悉浆细胞的形态结构。

观察:可见浆细胞呈圆形或卵圆形,核圆,常偏于一侧,异染色质常呈粗块状,从核中心向核被膜呈辐射状分布;胞质丰富,嗜碱性,核旁有一浅染区。

(五)肥大细胞(示教)(图 3-8)

材料:大鼠皮下组织铺片 染色:甲苯胺蓝

目的:熟悉肥大细胞的形态结构特点。

观察:肥大细胞常成群分布于血管周围。细胞大,圆形或椭圆形;核小而圆,位于中央;胞质内有粗大的棕红色异染颗粒。

(六)脂肪组织(示教)(图 3-9)

材料:皮下组织　染色:HE

目的:熟悉脂肪组织的形态结构。

观察:可见脂肪组织着色淡,有许多空泡状结构,此即为脂肪细胞。脂肪细胞较大,呈圆形或多边形,胞质空泡状(因所含脂滴在制片过程中被溶解),核多偏于一侧,多数脂肪细胞看不到核。在脂肪细胞之间有少量结缔组织。(请思考:脂肪组织的主要作用是什么?)

(七)网状组织(示教)(图 3-10)

材料:猫淋巴结　染色:硝酸银

目的:熟悉网状组织的形态结构。

观察:可见大量相连成网的棕黑色纤维,为网状纤维,网状纤维的网眼中有许多圆形的细胞为淋巴细胞。网状细胞呈星形,突起数目不定,与网状纤维交织在一起难以观察清楚。

(八)弹性软骨(示教)(图 3-11)

材料:耳郭　染色:HE

目的:熟悉弹性软骨的形态及位置。

观察:软骨内的软骨细胞成群分布,排列较密集,细胞间的软骨基质中有紫红色的弹性纤维,交织成网,基质不透明。

三、本章小结

结缔组织根据基质的物理性状分固有结缔组织(疏松结缔组织、致密结缔组织、脂肪组织、网状组织)、血液、软骨组织和骨组织,基本特征为:

(1)细胞少,种类多,细胞分散分布,无极性。

(2)细胞外基质多,包括纤维和基质。

(3)结缔组织中分布有血管、神经等。

(4)结缔组织具有保护、支持、连接、防御、运输和营养等作用。

(一)固有结缔组织

1.疏松结缔组织(蜂窝组织)

疏松结缔组织的特点是细胞种类多而数量较少,纤维数量较少,排列稀疏,基质含量较多。

(1)细胞:

①成纤维细胞:

光镜:细胞扁平不规则,有突起,胞质弱嗜碱性,核大呈卵圆形。

电镜:胞质内有大量的粗面内质网、游离核糖体和高尔基复合体,周边有微管和微丝。

功能:产生纤维和基质。

②巨噬细胞(组织细胞):

光镜:细胞形态多样,有短小突起,核小并呈卵圆形,胞质丰富,嗜酸性。

电镜:细胞表面有许多皱褶、小泡和微绒毛,胞质中含大量溶酶体、吞噬体、吞饮小泡、微丝和微管。

功能：吞噬功能、参与和调节免疫应答、分泌功能。

③浆细胞：

光镜：圆形或卵圆形，大小不等，核小而圆，位于细胞一侧，染色质呈辐射状排列，胞质嗜碱性。

电镜：胞质内含有大量平行排列的粗面内质网和游离核糖体，浅染区内有高尔基复合体和中心体。

功能：合成与分泌免疫球蛋白，参与体液免疫。

④肥大细胞：

光镜：细胞圆形或椭圆形；核小而圆，位于中央；胞质内有粗大的异染性颗粒。

电镜：胞质内充满有膜包被的板层状或指纹状颗粒，还有发达的高尔基复合体。

功能：肝素有抗凝血作用，组胺、白三烯使微静脉和毛细血管扩张，嗜酸性粒细胞趋化因子能吸引嗜酸性粒细胞聚集到过敏反应部位。

⑤脂肪细胞：

光镜：细胞大，球形或多边形，胞质内充满脂滴，核小、梭形，挤压于细胞周边。

功能：合成和贮存脂肪。

（2）纤维：

①胶原纤维（白纤维）：多而粗，为主要纤维，韧性大。

光镜：HE 染色为粉红色，交织成网。

电镜：由胶原原纤维和少量黏合物质粘连而成。胶原原纤维由胶原蛋白构成，电镜下呈明暗相间的横纹。

②弹性纤维（黄纤维）：少而细，折光性强，弹性强。

光镜：HE 染色为淡粉红色，特殊染色清晰，交织成网。

电镜：由弹性蛋白和微原纤维组成。

③网状纤维（嗜银纤维）：分支多，交织成网，银染呈黑色。

光镜：银染呈黑色，交织成网，网眼内其他细胞核较多。

电镜：由胶原蛋白构成，有横纹。

（3）基质：有黏性的胶状物质，包括由成纤维细胞分泌的蛋白多糖和纤维粘连蛋白等生物大分子、组织液。组织液是从毛细血管动脉端渗入基质内的液体，经毛细血管静脉端和毛细淋巴管回流入血液或淋巴，组织液不断更新，有利于血液与细胞进行物质交换，成为组织和细胞赖以生存的内环境。

2.致密结缔组织

其组成成分与疏松结缔组织相似，但纤维数量多，排列紧密，细胞和基质少，分为规则致密结缔组织、非规则致密结缔组织和弹性组织三种。

3.脂肪组织

脂肪组织中以大量的脂肪细胞为主。

4.网状组织

网状组织由网状细胞、网状纤维及基质组成。

（二）软骨组织

软骨组织由软骨细胞和软骨基质组成。

1.软骨细胞

软骨细胞位于软骨陷窝内。软骨周缘为幼稚软骨细胞,单个分布,较小,呈扁圆形,越靠近软骨中央,细胞越成熟,体积逐渐增大,变成圆形或椭圆形,多为 2～8 个聚集在一起,它们由一个软骨细胞分裂而来,故称同源细胞群。

2.软骨基质

基质呈凝胶状半固态,由软骨黏蛋白和水构成,嗜碱性;纤维主要为胶原纤维和弹性纤维,依软骨类型不同而不同。

3.软骨的类型

(1)透明软骨:

特点:分布广,有弹性,新鲜时呈浅蓝色半透明,基质中含胶原原纤维。

分布:鼻、喉、气管、支气管、关节软骨和肋软骨等处。

(2)弹性软骨:

特点:基质中含交织成网的弹性纤维,软骨有较强的可屈性和弹性。

分布:耳郭、会厌等处。

(3)纤维软骨:

特点:新鲜时呈乳白色,基质中含大量胶原纤维束,细胞排列于纤维束之间。

分布:椎间盘、关节盘、耻骨联合等。

(三)骨组织

1.骨组织的结构

骨组织由大量钙化的细胞外基质及细胞组成。钙化的细胞外基质称为骨基质。骨组织内的细胞有骨祖细胞、成骨细胞、骨细胞及破骨细胞四种。骨基质由有机成分和无机成分构成,含水极少。有机成分由成骨细胞分泌形成,包括大量胶原纤维及少量无定形基质。无机成分又称骨盐,呈细针状,沿胶原纤维长轴规则排列并与之结合。骨基质的结构呈板层状,称为骨板,成层排列的骨板犹如多层木质胶合板。同一骨板内的纤维相互平行,相邻骨板的纤维则相互垂直,这种结构形式有效地增强了骨的支持力。

2.长骨的结构

长骨由骨松质、骨密质、骨膜、骨髓、关节软骨及血管、神经等构成。

(1)骨松质:分布于长骨的骨骺部,有多孔网架状的骨小梁结构,网眼内充满红骨髓、神经和丰富的血管等。

(2)骨密质:分布于长骨骨干和骨骺的外侧部,内部骨板有规律排列,根据骨板排列不同分为:

①环骨板:包括外环骨板和内环骨板,内有横行的穿通管。

②骨单位(哈弗斯系统):内外环骨板间,中轴为一纵行的中央管(哈弗斯管),管周围的骨板呈同心圆状排列。

③间骨板:骨单位间,骨板排列不规则。

(3)骨膜:

骨外膜:致密结缔组织,分两层,外层厚,纤维多而粗,内层薄,纤维细小,富含细胞、小血管和神经。

骨内膜:为薄层结缔组织,位于骨髓腔面、骨小梁表面、中央管和穿通管内表面,其纤维细小,细胞和血管丰富。

骨膜内含骨祖细胞,骨祖细胞分裂增生为成骨细胞。

四、思考题

(一)单项选择题

1. 下列关于结缔组织特征的描述,哪项错误　　　　　　　　(　)
　　A. 细胞的种类繁多、数量少
　　B. 细胞无极性地分散在细胞外基质中
　　C. 细胞外基质由基质和纤维构成
　　D. 细胞有明显的极性
　　E. 主要功能为连接、支持、保护、防御、运输和营养

2. 又称嗜银纤维的是　　　　　　　　　　　　　　　　　(　)
　　A. 胶原纤维　　　　　　　　　　B. 弹性纤维
　　C. 肌纤维　　　　　　　　　　　D. 网状纤维
　　E. 肌原纤维

3. 又称为白纤维的是　　　　　　　　　　　　　　　　　(　)
　　A. 胶原纤维　　　　　　　　　　B. 弹性纤维
　　C. 肌纤维　　　　　　　　　　　D. 网状纤维
　　E. 肌原纤维

4. 能产生纤维和基质的细胞是　　　　　　　　　　　　　(　)
　　A. 成纤维细胞　　　　　　　　　B. 巨噬细胞
　　C. 浆细胞　　　　　　　　　　　D. 肥大细胞
　　E. 脂肪细胞

5. 能分泌免疫球蛋白的细胞是　　　　　　　　　　　　　(　)
　　A. 成纤维细胞　　　　　　　　　B. 巨噬细胞
　　C. 浆细胞　　　　　　　　　　　D. 肥大细胞
　　E. 脂肪细胞

6. 胞质内充满易溶于水的异染性嗜碱性颗粒的细胞是　　　(　)
　　A. 成纤维细胞　　　　　　　　　B. 巨噬细胞
　　C. 浆细胞　　　　　　　　　　　D. 肥大细胞
　　E. 脂肪细胞

7. 核偏于一旁,染色质呈车轮状的细胞是　　　　　　　　(　)
　　A. 成纤维细胞　　　　　　　　　B. 巨噬细胞
　　C. 浆细胞　　　　　　　　　　　D. 肥大细胞
　　E. 脂肪细胞

8. 下列关于组织液的描述,错误的是　　　　　　　　　　(　)
　　A. 从毛细血管动脉端渗入基质内的液体
　　B. 可回流入静脉
　　C. 可回流入淋巴管
　　D. 在正常生理情况下,内含红细胞
　　E. 有利于血液与细胞进行物质交换

9.透明软骨内的纤维为 （ ）

　　A.胶原纤维　　　　　　B.弹性纤维　　　　　C.网状纤维

　　D.胶原原纤维　　　　　E.神经原纤维

10.可分化为成骨细胞或成软骨细胞,位于骨膜内的细胞是 （ ）

　　A.骨细胞　　B.骨祖细胞　　C.成骨细胞　　D.破骨细胞　　E.同源细胞

(二)名词解释

1.组织液

2.同源细胞群

3.骨板

4.骨单位

(三)问答题

试述结缔组织的基本特征。

3.答案

第四章　血　液

一、实验目的

1. 掌握红细胞的形态结构。
2. 掌握中性粒细胞、嗜酸性粒细胞、嗜碱性粒细胞、单核细胞和淋巴细胞的形态结构。
3. 掌握血小板的形态结构。

二、实验内容

材料：人血液　Wright 染色

目的：掌握红细胞、中性粒细胞、嗜酸性粒细胞、嗜碱性粒细胞、单核细胞、淋巴细胞和血小板的形态结构。

1. 肉眼观察

血涂片厚薄不均，其中一端呈山峰状，染色逐渐变淡。

2. 油镜观察

按"S"形顺序转换视野，观察血液有形成分，可见如下结构：

(1)红细胞(图 4-1)：占血细胞的绝大多数，是一种小而圆的无核细胞，内含血红蛋白，呈嗜酸性，染成红色。红细胞为双面微凹圆盘状，中央薄、周缘厚，细胞边缘常较中心染色深。有时可见到边缘不整齐的红细胞，这是涂片处理不当所致。

(2)白细胞：

①中性粒细胞：数目最多，较易找到；胞质内含有细小的、分布均匀的浅粉红色颗粒，但不明显。细胞核呈深紫色，分 2～5 叶，通常为 3 叶，叶中间有染色质丝相连，细胞核分叶愈多，细胞愈衰老，核分叶愈少，细胞愈幼稚，以杆状核最为幼稚(图 4-1)。

②嗜酸性粒细胞(图 4-2)：数目较少，故在标本中较难找到；核也分叶，多为两叶核，呈八字排列；胞质中充满粗大而均匀的深红色颗粒。

③嗜碱性粒细胞(图 4-3)：数目最少，故在标本中难以找到；胞质中有大小不等、分布不均匀的紫蓝色颗粒，核染色稍浅，形状不规则，常被紫蓝色颗粒遮盖而不明显。

④淋巴细胞(图 4-1、图 4-4)：数目较多，外周血内主要为小淋巴细胞，直径比红细胞稍大，核大，呈圆形(一侧可显示有缺痕)，结构致密，染色深；胞质少，在核周围围成一窄圈，呈天蓝色。外周血内，中淋巴细胞较少，直径比中性粒细胞略小，核大，呈圆形(一侧显示有缺痕)，结构致密，染色深；胞质比小淋巴细胞多，呈天蓝色，有时胞质中可见少量紫红色的嗜天青颗粒。

⑤单核细胞(图 4-5)：数目不多，标本中可以找到，是血液中最大的血细胞；核肾形或马蹄形，着色较淋巴细胞的核浅；细胞质较多，呈灰蓝色，也含有嗜天青颗粒。

(3)血小板(图 4-4)：体积甚小，形状不规则，常聚集成团，位于血细胞之间。血小板中央有少许紫红色颗粒，周缘着色较浅。

三、本章小结

血液组成:血浆和有形成分。

血浆:淡黄色,90%是水,其余为血浆蛋白、脂蛋白、纤维蛋白原、激素、无机盐、维生素、代谢产物等。人血浆中去除纤维蛋白原后析出的淡黄色透明液体称血清。

血液有形成分介绍如下:

1. 红细胞

形态:成熟的红细胞呈双面微凹圆盘状,无核、无细胞器,细胞质内充满血红蛋白。

功能:血红蛋白是含铁蛋白,具有结合氧和二氧化碳的能力;红细胞渗透压与血浆渗透压相等,当血浆渗透压过低时,可发生溶血;细胞膜上含有 ABO 血型抗原。

2. 白细胞

(1)中性粒细胞:50%～70%。

形态结构:圆球形,细胞核呈杆状或分 2～5 叶,分叶越多,细胞越衰老。细胞质染成淡粉色,含两种颗粒:①特殊颗粒,含吞噬素和溶菌酶;②嗜天青颗粒,是一种溶酶体。

功能:变形运动,吞噬,杀菌。

(2)嗜酸性粒细胞:0.5%～3%。

形态结构:细胞核常分 2～3 叶,胞质内充满粗大均匀橘红色的嗜酸性颗粒,属于溶酶体,颗粒内含组胺酶、芳基硫酸酯酶及四种阳离子蛋白。

功能:变形运动,吞噬抗原抗体复合物,抑制过敏反应。

(3)嗜碱性粒细胞:0～1%。

形态结构:球形,细胞核分叶或"S"形,常被颗粒掩盖,质内含大小不等的嗜碱性颗粒,分布不均,染成紫蓝色。颗粒内含肝素、组胺、嗜酸性粒细胞趋化因子,胞质内有白三烯。

功能:颗粒中的肝素有抗凝血作用,组胺参与过敏反应。

(4)淋巴细胞:20%～30%。

形态结构:圆形或椭圆形,大小不等。小淋巴细胞多,核圆形,染色质致密,一侧常有小凹陷,细胞质少,嗜碱性;中淋巴细胞的核染色略浅,胞质稍多,内含少量嗜天青颗粒;外周血中无大淋巴细胞。

分类:T 淋巴细胞、B 淋巴细胞、杀伤(K)细胞、自然杀伤(NK)细胞。

功能:参与免疫。

(5)单核细胞:3%～8%。

形态结构:圆形或椭圆形,细胞核肾形或马蹄形,胞质丰富,弱嗜碱性,呈灰蓝色,含嗜天青颗粒。

功能:吞噬,变形运动,可穿出血管分化为巨噬细胞。

3. 血小板

形态:双面微凸圆盘状,大小不一,成群分布于血细胞之间,细胞中央有紫蓝色颗粒,称颗粒区;周边透明,称透明区。血小板在外周血中形态不规则。

功能:参与止血和凝血。

四、思考题

(一)单项选择题

1. 直径 $10\sim15\mu m$,胞质内充满粗大均匀的深红色颗粒,核多为两叶的细胞是　　　（　　）
   A. 中性粒细胞　　　　　　B. 嗜碱性粒细胞　　　　　　C. 嗜酸性粒细胞
   D. 单核细胞　　　　　　　E. 淋巴细胞

2. 核不分叶,呈"S"形或不规则形,常被胞质内颗粒掩盖而不易看清的细胞是　　　（　　）
   A. 中性粒细胞　　　　　　B. 嗜碱性粒细胞　　　　　　C. 嗜酸性粒细胞
   D. 单核细胞　　　　　　　E. 淋巴细胞

3. 胞质内充满均匀分布浅红色细小颗粒,核多叶状的细胞是　　　　　　　　　　（　　）
   A. 中性粒细胞　　　　　　B. 嗜碱性粒细胞　　　　　　C. 嗜酸性粒细胞
   D. 单核细胞　　　　　　　E. 淋巴细胞

4. 细胞核肾形或马蹄形,胞质丰富,弱嗜碱性,呈灰蓝色的细胞是　　　　　　　（　　）
   A. 中性粒细胞　　　　　　B. 嗜碱性粒细胞　　　　　　C. 嗜酸性粒细胞
   D. 单核细胞　　　　　　　E. 淋巴细胞

5. 胞质很少,仅在核周形成一窄带的细胞是　　　　　　　　　　　　　　　　（　　）
   A. 中性粒细胞　　　　　　B. 嗜碱性粒细胞　　　　　　C. 嗜酸性粒细胞
   D. 单核细胞　　　　　　　E. 淋巴细胞

6. 具有强吞噬杀菌功能,吞噬处理细菌后自身也死亡,成为脓细胞的细胞是　　　（　　）
   A. 中性粒细胞　　　　　　B. 嗜碱性粒细胞　　　　　　C. 嗜酸性粒细胞
   D. 单核细胞　　　　　　　E. 淋巴细胞

7. 与肥大细胞一样参与过敏反应的细胞是　　　　　　　　　　　　　　　　　（　　）
   A. 中性粒细胞　　　　　　B. 嗜碱性粒细胞　　　　　　C. 嗜酸性粒细胞
   D. 单核细胞　　　　　　　E. 淋巴细胞

8. 红细胞的平均寿命是　　　　　　　　　　　　　　　　　　　　　　　　　（　　）
   A. $2\sim3$ 天　　　　　　　B. $10\sim15$ 天　　　　　　C. $12\sim48$ 小时
   D. 120 天左右　　　　　　　E. 半年到一年

9. 正常人血小板的数量约为　　　　　　　　　　　　　　　　　　　　　　　（　　）
   A. $(4.0\sim5.0)\times10^{12}/L$　　B. $(3.5\sim5.0)\times10^{12}/L$　　C. $(4.0\sim5.5)\times10^{12}/L$
   D. $(4.0\sim10)\times10^{9}/L$　　E. $(100\sim300)\times10^{9}/L$

10. 下列关于成熟红细胞的描述中哪项错误　　　　　　　　　　　　　　　　（　　）
    A. 呈双凸盘状　　　　　　B. 有携带氧气功能　　　　　C. 直径约 $7.5\mu m$
    D. 无细胞核　　　　　　　E. 无细胞器

(二)名词解释

1. 血浆

2.血清

(三)问答题

1.试述光镜下红细胞的结构特点。

2.试比较光镜下中性粒细胞与嗜酸性粒细胞的形态结构。

3.试比较光镜下单核细胞与淋巴细胞的形态结构。

4.答案

第五章　肌组织

一、实验目的

1.掌握骨骼肌纤维的组织结构。
2.掌握心肌纤维的组织结构。
3.掌握平滑肌纤维的组织结构。

二、实验内容

(一)骨骼肌纤维

材料:兔膈肌　染色:HE

目的:掌握骨骼肌纤维的纵切面、横切面组织结构。

1.肉眼观察

近似长方形的结构为骨骼肌的纵切面,近似椭圆形的结构为骨骼肌的横切面。

2.低倍观察

在骨骼肌的纵切面,可见排列较密的肌纤维束,束间有结缔组织。在骨骼肌的横切面可见很多块状结构、界限较清的肌纤维束和肌纤维横切面。

3.高倍观察

(1)纵切的骨骼肌呈带状,有明显的明暗相间的横纹,深色为暗带,浅色为明带;核呈椭圆形,每条骨骼肌纤维上可见多个核,位于肌纤维膜下方(图 5-1)。

(2)横切面可见肌纤维为圆形或多边形,肌浆内充满红色颗粒状或短棒状结构,为肌原纤维;核呈椭圆形,排列于肌纤维边缘,部分肌纤维内看不到细胞核,这是未切到细胞核的缘故(图 5-2)。

(二)心肌纤维

材料:人心　染色:HE

目的:掌握心肌纤维的纵切面、横切面组织结构。

1.肉眼观察

心肌组织呈浅红色。

2.低倍观察

全面观察标本,可见心肌的各种切面交织分布。心肌纤维纵切面明暗相间的横纹没有骨骼肌明显,横切面大小不规则,部分横切面中间可见一圆形或卵圆形核。

3.高倍观察

(1)在心肌的纵切面上可见许多条心肌纤维平行排列,有分支互相连接成网,可见到横纹,但不如骨骼肌清楚;细胞核一般只有一个,呈卵圆形,位于肌纤维的中央,核两端的胞质染色较浅;在纵切的心肌细胞上,间隔一定距离可见到染色较深呈阶梯状或横线的结构,为闰盘,为心肌的特有结构;心肌之间有结缔组织和血管(图 5-3)。

(2)在心肌的横切面上可见许多呈圆形的红色小块,每个小块就是一条心肌纤维的横切面。核呈圆形,位于心肌纤维的中央。心肌纤维内有密集均匀的颗粒结构,为肌原纤维。部分心肌纤维中央看不到核,部分心肌纤维中央有胞质染色较浅区域(为什么?);心肌纤维之间可见到一些小的细胞核,为结缔组织细胞;心肌纤维之间的小圆圈结构为毛细血管的横切面(图 5-4)。

(三)平滑肌纤维

材料:猫空肠(横切)　染色:HE

目的:掌握平滑肌纤维的纵切面、横切面组织结构。

1.肉眼观察

可见一层深蓝色的结构为小肠上皮,其外层红色带状结构是平滑肌。

2.低倍观察(图 5-5)

深蓝色的小肠上皮下是一层染色较浅的疏松结缔组织,再外层即为色红较厚的平滑肌层。平滑肌内层较厚,为平滑肌的纵切面,平滑肌纤维呈梭形;外层较薄,为平滑肌的横切面,呈大小不等的圆形结构。

3.高倍观察(图 5-6)

内层平滑肌呈纵切,肌细胞呈梭形,染成红色均质状,细胞中部可见染成深蓝色的杆状、椭圆形或呈扭曲状的细胞核,肌细胞之间有结缔组织。外层的平滑肌纤维被横断为大小不同的切面,部分较大的断面中央有细胞核;大部分切面较小,只有红色的胞质,没有细胞核。

(四)闰盘(示教)(图 5-7)

材料:人心　染色:硝酸银-苏木素

目的:熟悉心肌纤维闰盘结构。

观察:在心肌纤维连接处可见染成蓝黑色的条形结构,即为闰盘。

(五)分离平滑肌纤维(示教)(图 5-8)

材料:蛙胃　染色:HE

目的:熟悉平滑肌纤维光镜下的组织结构。

观察:在视野中可见多条红色的平滑肌,找到一个结构较完整、分离彻底的平滑肌进行观察,可见平滑肌纤维被染成粉红色,呈长梭形,肌纤维中央有一个椭圆形的核,染色较深。

三、本章小结

(一)骨骼肌

1.骨骼肌纤维的光镜结构

肌纤维呈长圆柱状,直径为 $10\sim100\mu m$,长为 $1\sim40mm$,细胞核有多个甚至近百个,扁椭圆形,位于肌膜下方;肌浆内有许多平行排列的肌原纤维,呈细丝状,直径为 $1\sim2\mu m$;肌原纤维呈明暗相间的条纹,颜色明亮的为明带,颜色灰暗的为暗带。

肌原纤维明带中央有一颜色较深的线为 Z 线;相邻两条 Z 线之间的一段肌原纤维为一个肌节,肌节是骨骼肌纤维收缩的基本结构和功能单位。

2.骨骼肌纤维的超微结构

(1)肌原纤维:由许多粗肌丝和细肌丝有规律地平行排列而成。

粗肌丝:位于 A 带(暗带),由肌球蛋白分子排列而成。

细肌丝:一端固定在 Z 线上,一端插入粗肌丝间,止于 H 带外侧。细肌丝由肌动蛋白、肌钙蛋白、原肌球蛋白组成。

(2)横小管:是肌膜向肌浆内陷形成的小管,又称 T 小管,可将肌膜的兴奋迅速传到每个肌节。

(3)肌浆网:是肌纤维内特化的滑面内质网,位于横小管间,又称纵小管,可储存钙离子,调节肌浆钙离子浓度。肌浆网在靠近横小管的部位膨大汇合成扁囊,称终池,每条横小管与它两侧的终池组成三联体。

3.骨骼肌收缩原理

细肌丝沿粗肌丝向 M 线滑动,使肌节的 I 带(明带)和 H 带变窄,A 带长度不变,肌节缩短,肌纤维收缩。

(二)心肌

光镜结构:心肌细胞呈短圆柱状,有分支,常连接成网;有横纹,但不如骨骼肌明显;细胞核大,卵圆形,一般一个,也可见双核,位于中央;肌纤维连接处称闰盘,是心肌的特异性结构。

电镜结构:肌原纤维结构不明显;横小管较粗,位于 Z 线的平面;肌浆网稀疏,终池小,与横小管形成二联体;闰盘位于 Z 线水平,由相邻两个肌纤维的分支处伸出许多短突相互嵌合而成,常呈阶梯状,在连接的横位部分有中间连接和桥粒,起牢固连接的作用,在连接的纵位部分有缝隙连接,便于细胞间化学信息的交流和电冲动的传导,有利于心肌纤维整体活动的同步化。

(三)平滑肌

肌纤维呈长梭形,无横纹,一个椭圆形核位于细胞中央;肌纤维多数成束或成层排列。

四、思考题

(一)单项选择题

1.心肌纤维呈　　　　　　　　　　　　　　　　　　　　　　　　　　　(　　)

　　A.长梭形　　　B.短圆柱形　　　C.长圆柱形　　　D.扁平状　　　E.不规则形

2.平滑肌纤维呈　　　　　　　　　　　　　　　　　　　　　　　　　　(　　)

　　A.长梭形　　　B.短圆柱形　　　C.长圆柱形　　　D.扁平状　　　E.不规则形

3.有几个甚至一百个细胞核的细胞是　　　　　　　　　　　　　　　　　(　　)

　　A.心肌纤维　　　　　　　B.骨骼肌纤维　　　　　　　C.平滑肌纤维

　　D.单核细胞　　　　　　　E.成纤维细胞

4.下列关于骨骼肌纤维的描述,错误的是　　　　　　　　　　　　　　　(　　)

　　A.骨骼肌纤维的肌膜外有基膜　　　　　B.骨骼肌纤维核呈扁椭圆形,位于细胞中央

　　C.骨骼肌纤维呈长圆柱形　　　　　　　D.肌浆中有大量平行排列的肌原纤维

　　E.骨骼肌纤维呈明暗相间的横纹

5.肌节是　　　　　　　　　　　　　　　　　　　　　　　　　　　　　(　　)

A. 两条 M 线之间部分的肌原纤维

B. 两条 Z 线之间部分的肌纤维

C. 由 1 个明带＋1 个暗带组成

D. 由 1/2 暗带＋1 个明带＋1/2 暗带组成

E. 由 1/2 明带＋1 个暗带＋1/2 明带组成

6. 粗肌丝由什么组成　　　　　　　　　　　　　　　　　　　　　（　　）

  A. 肌动蛋白　　　　　　B. 肌钙蛋白　　　　　　C. 原肌球蛋白

  D. 肌球蛋白　　　　　　E. 原肌动蛋白

7. 横小管　　　　　　　　　　　　　　　　　　　　　　　　　　（　　）

  A. 由肌膜凹陷构成　　B. 走向与肌纤维长轴平行　C. 由滑面内质网构成

  D. 由粗面内质网构成　　E. 以上全错

8. 横纹肌纤维中的终池是由什么构成的　　　　　　　　　　　　　（　　）

  A. 肌膜　　　　　　　　B. 粗面内质网　　　　　　C. 滑面内质网

  D. 高尔基复合体　　　　E. 以上均不是

9. 骨骼肌纤维三联体的结构是　　　　　　　　　　　　　　　　　（　　）

  A. 由一条横小管和两侧的终池形成

  B. 由两条横小管和中间的终池形成

  C. 由两条纵小管和中间的终池形成

  D. 由一条横小管和一个终池形成

  E. 以上都不对

10. 粗肌丝　　　　　　　　　　　　　　　　　　　　　　　　　（　　）

  A. 一端附着于 Z 线　　B. 位于肌节两端　　　　C. 中央借 M 线固定

  D. 仅位于 H 带中　　　E. 以上全错

(二) 名词解释

1. 肌节

2. 横小管

3. 三联体

4. 闰盘

(三)问答题

1.试述骨骼肌纤维的光镜结构。

2.试比较光镜下心肌纤维和骨骼肌纤维的组织结构。

5.答案

第六章　神经组织

一、实验目的

1.掌握神经组织的组成及多极神经元的形态结构。

2.掌握有髓神经纤维的结构。

3.熟悉神经末梢的分类和形态结构。

二、实验内容

(一)多极神经元

材料:猫脊髓(横切)　　染色:HE

目的:掌握多极神经元的组织结构。

1.肉眼观察

脊髓横断面呈扁圆形,其外包裹软脊膜。脊髓分为灰质和白质两部分,灰质居中,着色较红,形如蝴蝶(或呈"H"形)。

2.低倍观察(图6-1)

找到脊髓灰质,灰质内有许多呈紫蓝色的大小不等、形态不规则的结构,为多极神经元的胞体;神经元之间有许多小圆形紫色的神经胶质细胞的核,神经胶质细胞的胞质在HE染色切片上不显示。

3.高倍观察(图6-2)

将视野定位于多极神经元,在高倍镜下观察。

(1)神经元胞体大,有多个突起,在切片上因突起多被切断,故神经元呈不规则形。

(2)细胞核大而圆,呈空泡状,位于细胞中央,核膜清楚,染色质少,核内有1～2个较大的核仁。

(3)胞质中含有紫蓝色的嗜碱性斑块状结构,为尼氏体。

(4)可切到1～2个或数个树突,由细胞体伸出时较粗,逐渐变细,内含尼氏体。

(5)只有1个(一般不易切到)轴突,较粗,不含尼氏体,轴突自胞体伸出处呈圆锥形区为轴丘,其内不含尼氏体。

(二)有髓神经纤维

材料:猫坐骨神经(纵横切)　　染色:HE

目的:掌握有髓神经纤维的组织结构。

1.肉眼观察

近似长方形的结构为神经纤维纵切面,近似椭圆形的结构为神经纤维横切面。

2.低倍观察

纵切面上可见许多长条状平行排列的神经纤维。横切面上可见许多圆形的切面,即神经纤维横切面。

3.高倍观察(图6-3)

(1)纵切面:每条神经纤维的中央有一条着色较深的线条,为轴突;轴突两侧着色较浅呈细网状,为髓鞘,由施万细胞包裹轴突所形成的同心圆板层结构;髓鞘外侧缘着色较深部分为施万细胞(神经膜细胞)的胞质,有时可见胞质内有深色的施万细胞核;髓鞘分成许多节段,各节段间的缩窄部为郎飞结,相邻两个郎飞结之间的一段髓鞘称结间体。

(2)横断面:神经纤维呈圆形,中央有一个紫红色的圆点,此即轴突,其周围的线晕为髓鞘,部分神经纤维可见紫蓝色的施万细胞核(图6-4)。

(三)神经原纤维(示教)(图6-5)

材料:猫脊髓(横切) 染色:硝酸银

目的:熟悉神经原纤维的组织结构。

观察:神经细胞大而多突起,核大而圆,位于细胞中央,呈空泡状;胞质及突起中可见许多呈棕褐色的丝状结构,即为神经原纤维。

(四)游离神经末梢(示教)(图6-6)

材料:小鼠口唇 染色:硝酸银

目的:熟悉游离神经末梢的组织结构。

观察:神经纤维染成黑色,末端呈细丝状分支不规则地分布在上皮组织内,其外围并无特殊结构,故称游离神经末梢。

(五)环层小体(示教)(图6-7)

材料:手指皮 染色:HE

目的:熟悉环层小体的组织结构。

观察:环层小体存在于真皮的深层,为圆形或椭圆形囊,囊内梭形细胞呈同心圆排列,似树之年轮;中央有一均质结构的柱状体,神经纤维分支穿行其中,但不易被看到。

(六)触觉小体(示教)(图6-8)

材料:手指皮 染色:HE

目的:熟悉触觉小体的组织结构。

观察:触觉小体存在于真皮乳头,呈椭圆形,内见多层平行排列的梭形细胞。(请思考:触觉小体和环层小体分别司何种感觉功能?)

(七)运动终板(示教)(图6-9)

材料:豚鼠肋间肌 染色:硝酸银

目的:熟悉运动终板的形态结构。

观察:红色部分是骨骼肌纤维,黑色的为神经纤维,其末端形成鸡爪状分支,附着于骨骼肌的表面,组成运动终板。

三、本章小结

神经组织以神经细胞和神经胶质细胞为主组成。神经细胞(神经元)是神经系统的结构和功能单位,具有接受刺激、传导冲动和整合信息的功能。神经胶质细胞分布在神经细胞周围,对神经元起支持、营养、保护和绝缘等作用。

(一)神经元

1. 神经元的形态结构

(1)胞体:形态多样,有圆形、锥体形、星形或梭形等。

①细胞膜:生物膜,有接受刺激、传导神经冲动和处理信息等功能。

②细胞质:又称核周质,含多种细胞器,其中包括两种光镜下特殊结构。

A. 尼氏体:由粗面内质网和游离核糖体排列而成,在光镜下呈嗜碱性颗粒状结构或斑块,又称嗜染质,可合成蛋白质。

B. 神经原纤维:由聚集成束的神经丝和微管组成,构成神经元的支架,并与营养物质、神经递质及离子的转运有关。

③细胞核:位于细胞中央,大而圆,色浅,核仁明显。

(2)突起:

①树突:1个或多个,短,树权状,表面有小棘。

②轴突:1个,较直,胞体发出轴突的部位呈圆锥状,称轴丘。

2. 分类

(1)按神经元突起的数目分:假单极神经元、双极神经元、多极神经元。

(2)按神经元的功能分:感觉神经元(传入神经元)、运动神经元(传出神经元)、中间神经元(联络神经元)。

(3)按神经元释放神经递质的性质分:胆碱能神经元、胺能神经元、肽能神经元、肾上腺素能神经元。

(二)突触

突触是神经元传递信息的重要结构,它是神经元与神经元之间或神经元与非神经细胞之间一种特化的细胞连接。

按信息传递方式分:化学性突触和电突触。

化学性突触的超微结构:

(1)突触前成分:包括突触前膜、突触小泡和部分细胞器。

(2)突触间隙:内含递质酶。

(3)突触后成分:突触后膜上有特异性受体。

(三)神经胶质细胞

1. 中枢神经系统的神经胶质细胞

包括星形胶质细胞、少突胶质细胞、小胶质细胞、室管膜细胞。

2. 周围神经系统的神经胶质细胞

包括神经膜细胞和卫星细胞。

(四)神经纤维和神经

神经纤维:由神经元的轴突和外包的神经胶质细胞组成,可传导神经冲动。

1. 有髓神经纤维

(1)神经元的长突形成轴索,施万细胞形成髓鞘和神经膜(在中枢神经系统中髓鞘由少突胶质细胞形成)。

(2)神经纤维上髓鞘间轴索裸露的部位称郎飞结,一个施万细胞包绕的一段轴突称一个结间体。

(3)光镜下髓鞘呈明暗相间的板层结构，主要由类脂和蛋白质等构成，有绝缘作用。

(4)神经冲动呈跳跃式传导，速度快。

2.无髓神经纤维

(1)轴突埋在施万细胞的胞质和胞膜形成的小沟内，不形成髓鞘。

(2)中枢无髓神经纤维是裸露的。

(3)神经冲动沿轴突呈波浪式传导，速度慢。

神经：周围神经系统的许多神经纤维集合在一起，并被结缔组织膜包裹而形成的条索状结构。每条神经纤维外都包裹有神经内膜；多条神经纤维聚集成神经纤维束，束外有神经束膜；纤维束聚集在一起，外包裹神经外膜。

(五)神经末梢

周围神经纤维的末端终止于全身各组织、器官并形成一些特殊结构。

1.感觉神经末梢

感觉神经末梢是感觉神经元周围突的终末部分。

(1)游离神经末梢：分布在表皮、角膜上皮、黏膜上皮及某些组织内，感受冷、热、痛的刺激。

(2)有被囊神经末梢：神经纤维末梢周围有结缔组织形成的被囊。

①触觉小体：卵圆形，体内有许多横行排列的扁平细胞，外包结缔组织被囊，分布在手指、足趾的掌侧皮肤真皮乳头中，感受触觉。

②环层小体：卵圆形或球形，中央有一条均质状的圆柱体，周围有许多同心圆排列的扁平细胞，分布于皮下组织、胸膜、肠系膜等处，感受压觉和振动觉。

③肌梭：梭形囊状结构，囊内含若干条较细的骨骼肌纤维，神经末梢缠绕囊内骨骼肌纤维。分布在骨骼肌内，是一种本体感受器，感受肌纤维的张力变化。

2.运动神经末梢

运动神经末梢与肌组织或腺共同组成效应器，支配肌纤维的收缩或腺的分泌。

躯体运动神经末梢：位于脊髓前角或脑干的运动神经元胞体发出的长轴突，抵达骨骼肌时失去髓鞘，其轴突反复分支，每一分支形成葡萄状终末，并与骨骼肌纤维建立突触连接，此连接区域呈椭圆形板状隆起，称运动终板或神经肌连接。

四、思考题

(一)单项选择题

1.光镜下可见的结构是　　　　　　　　　　　　　　　　　　　　　(　　)

　A.神经微丝　　　　　B.神经细胞内微管　　　　　C.突触前膜

　D.突触后膜　　　　　E.尼氏体

2.HE染色中不可见的是　　　　　　　　　　　　　　　　　　　　　(　　)

　A.细胞核　　B.弹性纤维　　C.尼氏体　　D.神经原纤维　　E.胶原纤维

3.尼氏体分布于　　　　　　　　　　　　　　　　　　　　　　　　(　　)

　A.细胞核　　B.树突和轴突　　C.树突和胞体　　D.轴突和胞体　　E.轴突

4.电镜下尼氏体由何构成　　　　　　　　　　　　　　　　　　　　(　　)

　A.发达的高尔基复合体和粗面内质网　　B.发达的高尔基复合体和游离核糖体

C.发达的滑面内质网和游离核糖体　　　D.发达的粗面内质网和游离核糖体

E.发达的高尔基复合体和滑面内质网

5.镀银染色中呈棕黑色的是　　　　　　　　　　　　　　　　　　　　（　　）

A.胶原纤维　　　　　　　B.弹性纤维　　　　　　　C.神经原纤维

D.骨骼肌纤维　　　　　　E.平滑肌纤维

6.下列关于突触的描述中,哪一项是错误的　　　　　　　　　　　　（　　）

A.突触是神经元与神经元之间或神经元与效应细胞之间特化的细胞连接

B.突触可分为电突触和化学性突触

C.化学性突触可分为突触前成分、突触间隙和突触后成分

D.突触前成分包括突触前膜、线粒体和突触小泡等

E.突触前膜上有特异性神经递质受体

7.神经胶质细胞不具备的功能是　　　　　　　　　　　　　　　　　（　　）

A.支持　　　　　B.营养　　　　　C.保护　　　　　D.绝缘　　　　　E.传导冲动

8.参与形成中枢神经系统髓鞘的是　　　　　　　　　　　　　　　　（　　）

A.星形胶质细胞　　　　　B.少突胶质细胞　　　　　C.小胶质细胞

D.室管膜细胞　　　　　　E.卫星细胞

9.参与周围神经系统髓鞘形成的是　　　　　　　　　　　　　　　　（　　）

A.星形胶质细胞　　　　　B.施万细胞　　　　　　　C.少突胶质细胞

D.室管膜细胞　　　　　　E.小胶质细胞

10.以下关于郎飞结的叙述,正确的是　　　　　　　　　　　　　　　（　　）

A.郎飞结位于每个结间体中间的隆起

B.郎飞结由一个施万细胞包裹轴突或树突的部位

C.郎飞结被轴膜遮盖

D.郎飞结位于相邻的两个结间体之间

E.以上全不是

(二)名词解释

1.郎飞结

2.结间体

3.神经纤维

4.突触

5.运动终板

(三)问答题

简述化学性突触的超微结构。

6.答案

第七章　循环系统

一、实验目的

1. 掌握中动脉、中静脉的光镜结构。
2. 掌握大动脉的光镜结构。
3. 熟悉小动脉、小静脉的光镜结构。
4. 熟悉毛细血管的光镜结构。
5. 熟悉普肯耶纤维的形态结构。

二、实验内容

(一)中动脉和中静脉

材料:人中动脉、中静脉(横断)　染色:HE

目的:掌握中动脉、中静脉的光镜结构。

1. 肉眼观察

管腔规则、管壁厚者为动脉,管腔不规则、管壁薄者为静脉。

2. 低倍观察(图 7-1)

中动脉以内弹性膜和外弹性膜为界线可分为内膜、中膜、外膜三层。靠近管腔面的红色波纹状线条即内弹性膜,为内膜和中膜的分界线。中膜为 10 多层平滑肌层,在中膜与外膜交界处,可见红色弹性纤维层(较内弹性膜细),即为外弹性膜,此为中膜和外膜的分界线。

3. 显微观察(图 7-2)

(1)内膜:分为内皮、内皮下层和内弹性膜。内皮为单层扁平上皮,位于管腔面,可见梭形细胞核略向腔内突出,胞质不清楚,有些部位可见内皮脱落;内皮下层较薄,由细密的胶原纤维构成,有时可见少量平滑肌纤维;内弹性膜为一条亮红色呈波浪状走行的带状结构。

(2)中膜:中膜最厚,主要由数十层环行的平滑肌构成,肌纤维间有少量胶原纤维和弹性纤维。

(3)外膜:稍薄,外弹性膜较内弹性膜稍细小,外弹性膜的弹性纤维多呈纵形排列,其横断切片上为一层亮红色大小不等的点状结构,结缔组织位于外弹性膜的外方,其中可见小血管和神经束。

4. 中静脉(图 7-3)

镜下与中动脉对比观察,了解其结构特点。内膜很薄,只见内皮及内皮下层极少量的结缔组织,内弹性膜不明显。中膜较薄,只有几层平滑肌束,排列疏松,肌束间结缔组织较多。外膜较厚,由结缔组织构成,无外弹性膜,其内有平滑肌束的横断结构。

(二)大动脉

材料:人主动脉(横断)　染色:HE

目的:掌握大动脉的光镜结构。

1.肉眼观察

切片组织为主动脉局部,呈弧形。

2.低倍观察(图 7-4)

三层膜分界不明显,内膜比中动脉内膜稍厚,中膜最厚,由数十层弹性膜和平滑肌构成,外膜为结缔组织。

3.高倍观察(图 7-5)

(1)内膜:内皮为单层扁平上皮;内皮下层有胶原纤维、弹性纤维及少量平滑肌束;内弹性膜由数层弹性纤维构成,与中膜的弹性膜相连,较难区分。

(2)中膜:中膜最厚,由数十层弹性膜和平滑肌构成。弹性膜呈亮粉红色波纹状,其间夹有少量平滑肌和胶原纤维。

(3)外膜:由结缔组织构成,其中有小血管和神经束,外弹性膜不明显。

(三)小动脉和小静脉

材料:大动脉或心脏的外膜　　染色:HE

目的:熟悉小动脉和小静脉的光镜结构。

1.低倍观察

在大动脉或心脏的外膜结缔组织中,找到伴行的小动脉和小静脉。小动脉腔小而圆,壁厚;小静脉腔大而不规则,壁薄。

2.高倍观察(图 7-6)

(1)小动脉:内膜的内皮细胞核突向管腔。内弹性膜紧贴内皮,中膜由 2~3 层环行平滑肌围绕,壁相对较厚。外膜由少量结缔组织构成,与周围组织无明显分界。

(2)小静脉:无内弹性膜,壁较薄,分界不明显。

(四)毛细血管(图 7-7)

材料:疏松结缔组织、心壁等　　染色:HE

目的:熟悉毛细血管的光镜结构。

观察:毛细血管管腔较细,管壁薄,长梭形的细胞核略突向管腔。

(五)普肯耶纤维(示教)(图 7-8)

材料:人心脏(横断面)　　染色:HE

目的:熟悉普肯耶纤维的形态结构。

观察:普肯耶纤维位于心内膜下层。此纤维比心肌纤维粗大,核大,1~2 个位于细胞中央,肌原纤维少,胞质染色较心肌纤维浅。

三、本章小结

循环系统包括心血管系统和淋巴系统。心血管系统包括心、动脉、静脉和毛细血管。

(一)心壁

心壁由心内膜、心肌膜和心外膜组成,心内膜由内皮、内皮下层和内膜下层组成,心肌膜较厚,心外膜由浆膜组成。

(二)动脉

动脉根据管径大小可分为大动脉、中动脉、小动脉和微动脉。动脉的管壁可分为内膜、中膜和外膜三层,动脉的内膜由内皮和内皮下层组成,大动脉的中膜主要由 40～70 层弹性膜构成,中动脉的中膜主要由 10～40 层平滑肌构成,小动脉的中膜主要由 3～10 层环行平滑肌构成,内弹性膜可见,微动脉的中膜主要由 1～2 层环行平滑肌构成。动脉的外膜为结缔组织。与动脉相比,静脉腔大而不规则,壁薄。

(三)毛细血管

毛细血管管壁很薄,主要由内皮和基膜组成,在内皮与基膜之间有周细胞。根据管壁结构特点可分为连续毛细血管、有孔毛细血管和血窦。

(1)连续毛细血管的特点为内皮细胞相互连续,细胞间有紧密连接封闭了细胞间隙,基膜完整,胞质中有大量吞饮小泡。

(2)有孔毛细血管的特点是内皮细胞不含核的部分极薄,有许多贯穿胞质的内皮窗孔,一般有隔膜封闭,基膜基本完整。

(3)血窦管腔较大,形状不规则,内皮细胞间隙大,无隔膜,基膜不完整或缺如。

四、思考题

(一)单项选择题

1. 中动脉的中膜的主要结构为　　　　　　　　　　　　　　　　　　　　　　（　　）

　　A. 胶原纤维　　B. 弹性纤维　　　　C. 网状纤维　　　　D. 平滑肌纤维　　E. 结缔组织

2. 大动脉的中膜的主要结构为　　　　　　　　　　　　　　　　　　　　　　（　　）

　　A. 胶原纤维　　B. 弹性纤维　　　　C. 网状纤维　　　　D. 平滑肌纤维　　E. 结缔组织

3. 连续毛细血管管径一般为　　　　　　　　　　　　　　　　　　　　　　　（　　）

　　A. $1～2\mu m$　　B. $3～5\mu m$　　　C. $6～8\mu m$　　　D. $10～15\mu m$　　E. 以上都不是

4. 有孔毛细血管的最主要结构特点是　　　　　　　　　　　　　　　　　　　（　　）

　　A. 胞质有许多吞饮小泡　　　　　　B. 基膜不连续

　　C. 有许多贯穿胞质的内皮窗孔　　　D. 有周细胞

　　E. 以上都不是

5. 肌组织中的毛细血管一般为　　　　　　　　　　　　　　　　　　　　　　（　　）

　　A. 有孔毛细血管　　　　　　B. 连续毛细血管　　　　　　C. 血窦

　　D. 窦状毛细血管　　　　　　E. 以上都不是

6. 下列关于血管壁内皮细胞的叙述,哪项不正确　　　　　　　　　　　　　　（　　）

　　A. 内皮细胞为单层扁平上皮细胞　　B. 内皮细胞长轴多与血液流动方向一致

　　C. 细胞核居中　　　　　　　　　　D. 细胞基底面无基膜

　　E. 核所在部位略隆起

7. 内膜可见内弹性膜的血管为　　　　　　　　　　　　　　　　　　　　　　（　　）

　　A. 小动脉　　B. 微动脉　　　　C. 大静脉　　　　D. 中静脉　　　　E. 以上都不是

8. 动脉管壁有明显的外弹性膜的血管是　　　　　　　　　　　　　　　　　　（　　）

　　A. 小动脉　　B. 中动脉　　　　C. 大静脉　　　　D. 中静脉　　　　E. 以上都不是

9. 微动脉的中膜　　　　　　　　　　　　　　　　　　　　　　　　　　　　（　　）

　　A. 由 3～10 层平滑肌构成　　　　　　B. 有较多的结缔组织

　　C. 有大量的结缔组织　　　　　　　　D. 有 1～2 层平滑肌纤维

　　E.以上都不是

10.毛细血管受损伤时,参与血管再生的细胞是　　　　　　　　　　　　　　（　　　）

　　A.平滑肌细胞　　　　　　　B.巨噬细胞　　　　　　　C.间皮细胞

　　D.周细胞　　　　　　　　　E.以上都不是

(二)名词解释

1.血窦

2.浆膜

(三)问答题

1.试述中动脉管壁的组织结构。

2.试述各种毛细血管的组织结构。

　　7.答案

第八章 免疫系统

一、实验目的

1.掌握胸腺和淋巴结的组织结构。

2.熟悉脾的组织结构。

3.了解毛细血管后微静脉的形态结构。

二、实验内容

(一)胸腺

材料:幼儿胸腺 染色:HE

目的:掌握胸腺的组织结构。

1.肉眼观察

可见胸腺分成许多大小不等的小叶。小叶周边染色较深,为皮质;中央染色浅,为髓质。

2.显微观察(图 8-1)

区别被膜、小叶间隔、皮质和髓质的结构。被膜在腺体最表面,由薄层结缔组织构成,并可见被膜的结缔组织伸入实质形成小叶间隔,将胸腺分成许多不完全分隔的小叶,胸腺小叶由皮质、髓质两部分构成。皮质由胸腺细胞和胸腺上皮细胞组成,胸腺细胞排列密集,胸腺上皮细胞数量较少,皮质染色较深。髓质的胸腺上皮细胞较皮质多,而淋巴细胞较少,故髓质的着色较浅。

3.高倍观察(图 8-2)

胸腺皮质和髓质均由密集的淋巴细胞和胸腺上皮细胞组成,胸腺上皮细胞核大、染色浅,细胞界限不清。在髓质内,胸腺小体呈椭圆形或不规则形,大小不等,由数层扁平的胸腺上皮细胞围成,细胞呈同心圆排列,核染色浅,胞质嗜酸性,胸腺小体中央呈深粉红色。

(二)淋巴结

材料:人淋巴结 染色:HE

目的:掌握淋巴结的组织结构。

1.肉眼观察

标本呈圆形或椭圆形,其周围的粉红色结构为被膜。被膜下方的深蓝色部分为皮质,中央色浅部分为髓质。

2.低倍观察(图 8-3)

先纵观整张切片,再从被膜向实质深层依次观察。淋巴结表面有薄层结缔组织构成的被膜,被膜的结缔组织伸入实质中,形成小梁,切片上呈不同的断面,染成粉红色。

(1)皮质:由浅层皮质、副皮质区及皮质淋巴窦组成。淋巴小结生发中心明显,淋巴小结由内向外可区分出暗区、明区和小结帽三部分。

(2)髓质:由髓索和髓窦组成。

3.高倍观察

(1)皮质(图8-4):由浅层皮质、副皮质区及皮质淋巴窦组成。浅层皮质由淋巴小结及小结间的弥散淋巴组织组成,淋巴小结生发中心明显,淋巴小结由内向外可区分出暗区、明区和小结帽三部分。暗区是生发中心的内侧份,明区是生发中心的外侧份,小结帽位于朝向被膜侧,常呈新月形,覆于明区顶部,由密集的小淋巴细胞构成,着色深暗。副皮质区位于皮质的深层,为一片弥散的淋巴组织,无明显的界限。副皮质区内可见高内皮毛细血管后微静脉。皮质淋巴窦位于淋巴小结与被膜之间以及淋巴小结与小梁之间,染色较浅,细胞较稀疏,窦壁为单层扁平细胞,窦腔内含网状上皮。

(2)髓质(图8-5):由髓索和髓窦组成。髓索淋巴组织呈索条状排列,互相吻合成网;髓窦位于髓索与髓索之间以及髓索与小梁之间,结构与皮窦相似。

(三)脾

材料:人脾　染色:HE

目的:熟悉脾的组织结构。

1.肉眼观察

切片内散在的深蓝色圆形或椭圆形小体即白髓,其余部分主要为红髓。

2.显微观察(图8-6)

(1)被膜:较厚,由致密结缔组织构成,内含平滑肌纤维,被膜表面覆有间皮。

(2)白髓:包括淋巴小结、动脉周围淋巴鞘。在脾实质内可见许多散在的染成深蓝色的细胞团,中央为1～2条小动脉,其周围所包绕的较厚的密集淋巴组织称动脉周围淋巴鞘。

(3)边缘区:为白髓与红髓的交界处,分界不清。

(4)红髓:位于被膜下白髓与小梁之间的粉红色部分,由脾血窦和脾索组成。脾血窦为不规则间隙,大小不等;脾索为脾血窦之间富含血细胞的淋巴组织索,并相互连续成网。

3.高倍观察(图8-7)

白髓的淋巴小结位于动脉周围淋巴鞘的一侧,小结中央常可见生发中心。动脉周围淋巴鞘可见1～2条小动脉,为中央动脉。边缘区位于白髓和红髓交界处,分界不清,淋巴细胞较白髓稀疏,但较红髓密集。红髓由脾血窦和脾索组成,部分脾血窦壁可见扁平的内皮细胞;脾索为脾血窦之间富含血细胞的淋巴组织索,并互相连续成网。

(四)毛细血管后微静脉(示教)(图8-8)

材料:人淋巴结　染色:HE

目的:了解毛细血管后微静脉形态结构。

观察:毛细血管后微静脉位于淋巴结副皮质区,与一般微静脉相比,管径较粗,内皮细胞呈立方形或矮柱状,内皮细胞核较大,部分管腔内可见红细胞。

三、本章小结

免疫系统由淋巴器官、淋巴组织和免疫细胞构成。主要的淋巴细胞有 T 淋巴细胞、B 淋巴细胞和 NK 细胞。淋巴组织分为弥散淋巴组织和淋巴小结。

(一)胸腺

光镜下可分为被膜、皮质和髓质,皮质以胸腺上皮细胞为支架,间隙内含大量胸腺细胞。

髓质内可见胸腺小体,胸腺小体由梭形的髓质上皮细胞呈同心圆聚集而成。血液中的单核细胞及存在于体腔和各种组织中的巨噬细胞、神经小胶质细胞和骨组织的破骨细胞等均来源于骨髓造血干细胞,它们具有很强的吞噬能力,称为单核吞噬细胞系统。

(二)淋巴结

光镜下可分为被膜、皮质和髓质。皮质由浅层皮质、副皮质区及皮质淋巴窦组成,淋巴小结由内向外可区分出暗区、明区和小结帽三部分。髓质由髓索和髓窦组成。

(三)脾

光镜下可分为白髓、边缘区和红髓。白髓由动脉周围淋巴鞘和淋巴小结(脾小体)组成,红髓由脾索和脾血窦组成,边缘区位于白髓周缘,境界不清。

(四)扁桃体

扁桃体包括腭扁桃体、咽扁桃体和舌扁桃体等。

四、思考题

(一)单项选择题

1.小结帽中的淋巴细胞主要为 （ ）
   A.大淋巴细胞　　　　　B.中淋巴细胞　　　　　C.小淋巴细胞
   D.T淋巴细胞　　　　　E.以上都不是

2.形成初始T淋巴细胞的中枢淋巴器官是 （ ）
   A.脾　　　　B.胸腺　　　　C.骨髓　　　　D.淋巴结　　　　E.以上都不是

3.胸腺髓质的特征性结构为 （ ）
   A.胸腺小叶　　　　　B.胸腺小体　　　　　C.胸腺小球
   D.胸腺上皮细胞　　　E.以上都不是

4.组成胸腺小体的细胞为 （ ）
   A.胸腺细胞　　　　　B.胸腺上皮细胞　　　　C.成纤维细胞
   D.平滑肌细胞　　　　E.淋巴细胞

5.弥散淋巴组织中,淋巴细胞从血液进入淋巴组织的重要通道是 （ ）
   A.毛细血管　　　　　B.毛细淋巴管　　　　　C.毛细血管后微静脉
   D.毛细血管前微静脉　E.以上都不是

6.胸腺皮质内最多的细胞为 （ ）
   A.胸腺细胞　　　　　B.巨噬细胞　　　　　C.血细胞
   D.红细胞　　　　　　E.胸腺上皮细胞

7.淋巴结副皮质区的细胞主要是 （ ）
   A.T淋巴细胞　　　　　B.白细胞　　　　　C.B淋巴细胞
   D.单核细胞　　　　　E.巨噬细胞

8.淋巴结皮质淋巴窦内支撑窦腔的星形细胞是 （ ）
   A.内皮细胞　　　　　B.巨噬细胞　　　　　C.成纤维细胞
   D.网状细胞　　　　　E.以上都不是

9.脾的白髓相当于淋巴结的 （ ）
   A.皮质　　　　B.髓质　　　　C.副皮质区　　　　D.髓索　　　　E.髓窦

10.以下关于血-胸腺屏障组成结构的叙述,错误的是　　　　　　　　（　　）

　　A.有孔毛细血管　　　　　　　B.内皮周围连续的基膜

　　C.血管周隙,内含巨噬细胞　　D.上皮基膜

　　E.一层连续的胸腺上皮细胞

(二)名词解释

1.单核吞噬细胞系统

2.淋巴小结

3.血-胸腺屏障

4.副皮质区

5.胸腺小体

(三)问答题

试述淋巴结皮质的结构及其功能。

8.答案

第九章　消化系统

一、实验目的

1. 掌握食管的组织结构。

2. 掌握胃的组织结构。

3. 掌握小肠壁的一般结构及小肠绒毛和小肠腺的结构特点。

4. 掌握肝小叶和门管区的组织结构。

5. 熟悉肝巨噬细胞的形态结构及胆小管的位置和结构特点。

6. 熟悉味蕾及三种舌乳头的组织结构。

7. 熟悉胰腺的组织结构。

二、实验内容

(一)食管

材料:人食管　染色:HE

目的:掌握食管的组织结构。

1. 肉眼观察

标本略凹的一面是食管腔面,隆起处为皱襞。腔面染紫蓝色的为黏膜。

2. 显微观察(图 9-1)

自腔面向外,管壁分四层。

(1)黏膜:由上皮、固有层和黏膜肌层构成;上皮为复层扁平上皮;固有层为细密结缔组织,内可见小血管及食管腺导管;黏膜肌为纵行平滑肌束,被横切。

(2)黏膜下层:为疏松结缔组织,内含血管、神经和食管腺。

(3)肌层:食管上段为骨骼肌,下段为平滑肌,中间为两种肌组织的混合。

(4)外膜:为纤维膜,由疏松结缔组织构成。

3. 高倍观察(图 9-2、图 9-3)

食管的高倍镜下结构与低倍镜下结构相似。食管腺位于黏膜下层,腺泡呈圆形或不规则形,腔小,以黏液性腺为主。腺细胞呈柱状或锥体形,核扁圆,位于基部,胞质基部嗜碱性,顶部呈泡沫状。黏膜下神经丛不易观察。根据食管部位不同,食管肌层的肌纤维组成不同(本切片为食管中段,肌层为平滑肌与骨骼肌交织分布),内外肌层间可见肌间神经丛。外膜为结缔组织结构,内含大量血管神经束,观察小、微动静脉及神经束结构。

(二)胃

材料:猫胃底切片　染色:HE

目的:掌握胃的组织结构。

1. 肉眼观察

黏膜呈紫蓝色，可见隆起的皱襞。

2. 显微观察（图 9-4）

胃壁结构由四层组成，由内向外为黏膜、黏膜下层、肌层和外膜。

（1）黏膜：由上皮、固有层和黏膜肌层构成。

①上皮为单层柱状，核椭圆形，位于细胞基部；顶部胞质充满黏原颗粒，着色浅淡。上皮向深层凹陷，形成胃小凹，胃小凹即为胃底腺的开口处。

②固有层：有大量胃底腺平行排列，胃底腺与黏膜肌层之间可见固有膜的结缔组织。

③黏膜肌层：由内环行和外纵行两薄层平滑肌组成，位于固有膜的深面。

（2）黏膜下层：为较致密的结缔组织，含黏膜下神经丛。

（3）肌层：很厚，是平滑肌，分为内斜、中环、外纵三层，但各层间分界不清，层间有肌间神经丛。

（4）外膜：很薄，为浆膜，在胃壁外表面，由间皮和少量结缔组织构成。

3. 高倍观察（图 9-5）

主要观察胃底腺的结构。胃底腺由四种腺细胞组成，要求看清壁细胞和主细胞。

（1）壁细胞：在胃底腺的上半部较多。胞体大，卵圆形或三角形；胞质嗜酸性，染成红色；核椭圆形，位于细胞中央，可为双核。（思考：为何壁细胞呈强嗜酸性？）

（2）主细胞：数量多，主要分布于胃底腺的下半部，细胞小，呈柱状或锥体形，细胞界限不清楚，基部胞质呈强嗜碱性，着紫蓝色，顶部胞质呈空泡状，核圆形或卵圆形，位于细胞基部。

（三）空肠

材料：猫空肠纵切　染色：HE

目的：掌握小肠壁的一般组织结构及肠绒毛和小肠腺的结构特点。

1. 肉眼观察

一侧凹凸不平有突起的为管腔面，表面呈紫蓝色的为黏膜，管腔面较大、较高的突起为皱襞，在其表面可见许多细小突起为肠绒毛。

2. 显微观察（图 9-6）

（1）移动标本片，查看空肠壁的结构，由内向外为黏膜、黏膜下层、肌层、外膜。

（2）空肠内表面有许多指状突起突入肠腔，为肠绒毛，其表面被覆肠上皮，固有层为富含血管、淋巴管的细密结缔组织。肠上皮在肠绒毛根部下陷至固有层内，成为管状的肠腺，开口于相邻肠绒毛根部之间。肠绒毛和肠腺因切面缘故常被切成断续状。

（3）黏膜下层无腺体，为疏松结缔组织，内含血管、神经丛。

（4）肌层为平滑肌，内环外纵。

（5）外膜为浆膜，由薄层结缔组织和间皮构成。

3. 高倍观察

（1）肠绒毛表面被覆肠上皮，由单层柱状细胞和散在其间的杯状细胞组成，吸收细胞数量最多，核椭圆形，位于基底部，细胞游离面可见红色带状的纹状缘。肠绒毛内部为固有层的结缔组织，含有较多的淋巴细胞、分散的平滑肌细胞和丰富的毛细血管，有 1～2 条中央乳糜管贯穿肠绒毛中轴，其管壁为单层扁平上皮（图 9-7）。

（2）肠腺由小肠上皮向固有层凹陷而成。构成肠腺的细胞有多种，主要可见柱状细胞和杯状细胞两种，部分肠腺的底部可见三五成群的潘氏细胞，内含粗大的嗜酸性颗粒。相邻肠腺之间为固有层结缔组织(图 9-8)。

(3)肌间神经丛:在内环行和外纵行肌层之间有梭形囊状结构的肌间神经丛,内含副交感神经元,其胞体较大,胞质染色较紫,核大而圆且呈空泡状,核仁及核膜明显(图 9-9)。

(四)肝

材料:兔肝脏切片　染色:HE

目的:掌握肝小叶和门管区的组织结构。

1.肉眼观察

肝组织呈均质状。

2.显微观察(图 9-10)

(1)肝小叶的横切面呈多边形。先确定一个肝小叶的境界,兔的肝脏因小叶间结缔组织多,故肝小叶界限清楚,小叶间可见门管区。

(2)肝小叶的中央为中央静脉,其管壁由一层内皮细胞围成。

(3)肝细胞以中央静脉为中心向四周呈放射状排列,形成肝板。

(4)肝板之间不规则的间隙为肝血窦。

3.高倍观察(图 9-11)

(1)中央静脉在肝小叶中央,管壁很薄,不完整,管壁上有肝血窦开口。

(2)肝板由一层肝细胞组成,肝细胞呈多边形,核呈圆形,位于细胞中央,部分肝细胞可见双核。细胞质嗜酸性,染色较红,胞质内常见圆形小空泡(脂肪小滴)。

(3)肝血窦位于肝索之间,形状不规则。窦壁由内皮细胞构成,核小、梭形。肝巨噬细胞位于肝血窦内,呈星形,核圆,着色深,胞质粉染。

(4)门管区在肝小叶之间,此区域的结缔组织中含有三种管道。小叶间静脉管壁薄,管腔大,形状不规则;小叶间动脉管壁厚,腔小而圆,中层可见数层环行平滑肌;小叶间胆管腔较小,管壁为单层立方上皮,核圆,着色较深,胞质色淡(图 9-12)。

(五)肝巨噬细胞(示教)(图 9-13)

材料:兔肝切片　染色:活体注射墨汁后 HE 染色

目的:熟悉肝巨噬细胞的形态结构。

观察:肝巨噬细胞位于肝血窦内或窦壁,形态不规则,有突起,细胞质内有吞噬的墨汁颗粒,核椭圆形,位于中央。

(六)胆小管(示教)(图 9-14)

材料:兔肝切片　染色:HE

目的:熟悉胆小管的位置和结构特点。

观察:本片取材于经胆管硝酸银灌注后的兔肝,切片后 HE 染色。胆小管是相邻肝细胞之间局部细胞膜凹陷形成的细小管道,可见相邻肝细胞之间呈黑色的胆小管,互连成网状,肝细胞染成淡黄色。

(七)丝状乳头、菌状乳头(示教)(图 9-15)

材料:人舌切片　染色:HE

目的:熟悉丝状乳头、菌状乳头的结构特点。

观察:丝状乳头为舌背部黏膜表面的锥形突起,形同烛焰。其表面为复层扁平上皮,上皮常角化,呈粉红色,乳头基部的轴心为固有结缔组织。菌状乳头较少,散在于丝状乳头间,体积较大,顶端肥大,基部较窄,上皮不角化,固有层突入上皮,内含丰富的毛细血管。

(八)轮廓乳头(示教)(图 9-16)

材料:人舌切片　　染色:HE

目的:熟悉轮廓乳头的结构特点。

观察:体积较大,顶端肥大,基部较窄,上皮不角化,固有层含丰富的毛细血管,乳头周围有明显的环沟。

(九)味蕾(示教)(图 9-17)

材料:兔舌切片　　染色:HE

目的:熟悉味蕾的结构特点。

观察:味蕾的纵切面呈卵圆形,包埋在舌乳头的上皮中。有些味蕾的顶部有味孔,有些因未切到而看不到味孔。味细胞呈梭形,胞质染色浅,位于味蕾中央,其顶部的味毛看不清。支持细胞亦呈梭形,胞质染色深,居于味蕾周边和味细胞间。基细胞锥体形,位于味蕾基底部。

(十)胰腺(示教)(图 9-18、图 9-19)

材料:豚鼠胰腺切片　　染色:HE

目的:熟悉胰腺的形态结构。

观察:

(1)外分泌部由浆液性腺泡组成,呈锥体形的腺细胞构成泡状或管状的腺泡,腺细胞的核圆近基部,核上区有许多红色的酶原颗粒,核下区着深紫色。与腺泡相连的导管称闰管,由单层扁平细胞组成,腺泡中央有泡心细胞。

(2)内分泌部称为胰岛,是大小不等、染色较淡的细胞团,胞质着色浅。本片难以分辨胰岛的各种细胞。

三、本章小结

消化管壁自内向外分为黏膜、黏膜下层、肌层与外膜四层。黏膜由上皮、固有层和黏膜肌层组成。食管黏膜上皮为复层扁平上皮,以保护功能为主,胃、空肠均为单层柱状上皮,以消化吸收功能为主。固有层由细密的结缔组织组成,胃肠固有层内富含腺体和淋巴组织,胃腺分为胃底腺、贲门腺和幽门腺。

胃底腺由主细胞、壁细胞、颈黏液细胞、未分化细胞及胃内分泌细胞组成。主细胞数量多,主要分布于胃底腺的下半部,细胞小,呈柱状或锥体形,细胞界限不清楚,基部胞质呈强嗜碱性,着紫蓝色,顶部胞质呈泡沫状,核圆形或卵圆形,位于细胞基部,分泌胃蛋白酶原;壁细胞在胃底腺的上半部较多,胞体大,卵圆形或三角形,胞质强嗜酸性,染成红色,核椭圆形,位于细胞中央,可为双核,分泌盐酸和内因子。

小肠上皮和固有层向肠腔内突起形成肠绒毛,肠绒毛内含中央乳糜管及毛细血管,为小肠特有结构。肠腺是小肠上皮向固有层内凹陷并分化形成的管状腺,由柱状细胞、杯状细胞、少量内分泌细胞及潘氏细胞和未分化细胞组成。

肝小叶是肝的基本结构单位,呈多角棱柱体,小叶之间以少量结缔组织分隔,有的动物(如猪)的肝小叶分界明显,而人的肝小叶间结缔组织很少,相邻肝小叶常连成一片,分界不清。肝小叶中央有一条沿其长轴走行的中央静脉,中央静脉周围是呈放射状排列的肝细胞和肝血窦。肝细胞以中央静脉为中心单行排列成板状,称为肝板,肝板呈放射状,相邻肝板吻合连接,形成迷路样结构,在切片中,肝板呈条索状,称肝索。肝血窦位于肝板之间,窦壁内皮细胞间隙大,内皮细胞不完整,肝血窦与肝细胞间的间隙称窦周隙,宽约 $0.4\mu m$,内含贮脂细胞,贮脂细胞能贮存维生素 A 及产生网状纤维等细胞外基质。血窦经肝板上的孔互相通连,形成网状管道,肝细胞相邻面的质膜局部凹陷,形成微细的小管,称胆小管,胆小管在肝板内也相互连接成网。肝小叶间的结缔组织内含小叶间动脉、小叶间静脉和小叶间胆管,称门管区。

胰腺的外分泌部有腺泡和导管,与腺泡相连的导管称闰管,腺泡中央有泡心细胞,为闰管在腺泡内的延伸。胰腺的内分泌部胰岛是由内分泌细胞组成的细胞团,分布于腺泡之间。胰岛大小不一,小的仅由 10 多个细胞组成,大的有数百个细胞,也可见单个细胞散在于腺泡之间,胰岛细胞呈团索状分布,细胞间有丰富的有孔型毛细血管,细胞释放激素入血。人胰岛主要有 A、B、D、PP 四种细胞。A 细胞约占胰岛细胞总数的 20%,细胞体积较大,多分布在胰岛周边部,分泌高血糖素,故又称高血糖素细胞;B 细胞数量较多,约占胰岛细胞总数的 70%,主要位于胰岛的中央部,分泌胰岛素,作用与高血糖素相反,可使血糖降低;D 细胞数量少,约占胰岛细胞总数的 5%,散在于 A、B 细胞之间,并与 A、B 细胞紧密相贴,分泌生长抑素,它以旁分泌方式或经缝隙连接直接作用于邻近的 A 细胞、B 细胞或 PP 细胞,抑制这些细胞的分泌功能;PP 细胞数量很少,分泌胰多肽,它有抑制胃肠运动和胰液分泌以及胆囊收缩的作用。

四、思考题

(一)单项选择题

1. 肠绒毛的组成是　　　　　　　　　　　　　　　　　　　　　　　( )
　　A. 上皮和固有层　　　　　B. 上皮和黏膜肌层　　　　　C. 固有层和黏膜肌层
　　D. 黏膜和黏膜下层　　　　E. 黏膜和肌层

2. 以下关于潘氏细胞的叙述,正确的是　　　　　　　　　　　　　( )
　　A. 常三五成群,胞质内含粗大的嗜酸性颗粒
　　B. 胞质内含粗大的嗜碱性颗粒
　　C. 分布于胃底腺底部
　　D. 合成和分泌胃蛋白酶
　　E. 可分泌盐酸

3. 主细胞又称　　　　　　　　　　　　　　　　　　　　　　　　( )
　　A. 泌酸细胞　　B. 胃酶细胞　　C. 潘氏细胞　　D. 杯状细胞　　E. 干细胞

4. 有整齐微绒毛的细胞是　　　　　　　　　　　　　　　　　　　( )
　　A. 潘氏细胞　　B. 吸收细胞　　C. 主细胞　　D. 杯状细胞　　E. 壁细胞

5. 有细胞内分泌小管的细胞是　　　　　　　　　　　　　　　　　( )
　　A. 潘氏细胞　　B. 壁细胞　　C. 主细胞　　D. 胃酶细胞　　E. 杯状细胞

6. 维生素 A 可贮存在下列哪一种细胞中　　　　　　　　　　　　( )
　　A. 壁细胞　　　B. 潘氏细胞　　C. 内皮细胞　　D. 贮脂细胞　　E. 库普弗细胞

7. 胰岛 B 细胞分泌　　　　　　　　　　　　　　　　　　　　　　( )
　　A. 生长抑素　　B. 胰岛素　　　C. 高血糖素　　D. 胰淀粉酶　　E. 胰脂肪酶

8.泡心细胞是指延伸入胰腺腺泡内的　　　　　　　　　　　　　　（　　）

   A.腺泡细胞　　　　　　B.闰管上皮细胞　　　　　C.毛细血管内皮细胞

   D.胰岛细胞　　　　　　E.内分泌细胞

9.肝血窦位于　　　　　　　　　　　　　　　　　　　　　　　　（　　）

   A.胆小管之间　　　　　　B.肝板之间　　　　　　　C.门管区管道之间

   D.肝板与中央静脉之间　　E.中央静脉与胆小管之间

10.胰腺的腺泡腔面可见数个较小的扁平或立方形细胞,称　　　　　（　　）

   A.胰岛　　　B.主胰管　　　C.副胰管　　　D.泡心细胞　　　E.小叶内导管

(二)名词解释

1.肠绒毛

2.中央乳糜管

3.潘氏细胞

4.门管区

5.窦周隙

(三)问答题

1.试述食管、胃、小肠的黏膜层组织结构特点。

2.简述肝血窦和窦周隙的结构和功能意义。

3.简述肝小叶的组织结构。

(四)综合分析题

人体进食后,糖、蛋白质、脂肪、水及电解质等经消化系统消化、吸收进入循环系统,糟粕经肛门排出,代谢产物经泌尿系统、呼吸系统及皮肤排出。

(1)糖、蛋白质的分解产物及水、电解质等,如何经消化管吸收并进入血管后到达右心房?

(2)甘油三酯是如何从小肠吸收并到达右心房的?

9.答案

第十章 呼吸系统

一、实验目的

1. 掌握主支气管的组织结构。

2. 掌握肺导气部和呼吸部的结构特点及各级支气管结构的变化规律。

二、实验内容

(一)主支气管

材料:人主支气管横切 染色:HE

目的:掌握主支气管的组织结构。

1. 肉眼观察

气管壁呈环形,腔面为黏膜,外膜内着色浅蓝者为透明软骨,"C"形透明软骨环缺口处为气管后壁。

2. 显微观察(图 10-1)

气管壁由内向外分别为黏膜层、黏膜下层和外膜三层结构。

(1)黏膜层位于管壁内表面,由假复层纤毛柱状上皮和固有层组成。

(2)黏膜下层为疏松结缔组织,此层与固有层相连,两者之间无明显界限,黏膜下层内含混合腺。

(3)外膜由气管软骨和结缔组织组成,气管软骨为透明软骨,外包软骨膜。

3. 高倍观察(图 10-2)

着重观察黏膜层,假复层纤毛柱状上皮的细胞间夹有杯状细胞,上皮下可见薄层基膜,其深面即为固有层,为纤维细密的结缔组织。固有层含有丰富的弹性纤维,断面呈红色点状,混合腺可见浆液性、黏液性、混合性腺泡和导管。

(二)肺

材料:狗肺切片 染色:HE

目的:掌握肺导气部和呼吸部的结构特点及各级支气管结构的变化规律。

1. 肉眼观察

部分肺叶的切面染成粉红色,片中可见形状和大小不同的管道切面,为肺的导管部和肺内血管。

2. 显微观察(图 10-3、图 10-4)

(1)在一侧可见肺的表面被覆薄层结缔组织和间皮。视野中大量呈空泡状的为肺泡,相邻肺泡之间的结构为肺泡隔。片中可见很多管道的切面,可根据管壁的结构来区别它们。

(2)小支气管:管腔大,管壁厚,分三层。黏膜上皮为假复层纤毛柱状,固有层较薄,黏膜深层与软骨片之间有间断的环行平滑肌束;黏膜下层有混合腺;外膜有大小不等的灰蓝色透明软骨片。

（3）细支气管：管腔变细，管壁变薄，管壁完整，上皮由假复层纤毛柱状渐变为单层纤毛柱状，有完整的环行平滑肌层，而混合腺、软骨片很少或消失。

（4）终末细支气管：管腔小，上皮为单层柱状，无杯状细胞、混合性腺和软骨片，有完整的环形平滑肌层。

（5）呼吸性细支气管：管壁不完整，管壁上有少数肺泡开口。

（6）肺泡管：管壁上有大量肺泡开口，管壁很不完整，在肺泡开口处呈结节状膨大。

（7）肺泡囊：是几个肺泡共同开口处，相邻肺泡开口之间无结节状膨大。

（8）肺动脉与肺静脉：肺动脉的分支与上述各级管道伴行，肺静脉属支单独位于肺内结缔组织中。

4.高倍观察（图10-5）

（1）小支气管：黏膜上皮为假复层纤毛柱状，含有杯状细胞，黏膜深部有环行平滑肌，黏膜下层内有混合腺，外膜内有透明软骨片。

（2）细支气管：管壁有皱襞，上皮为假复层纤毛柱状或单层纤毛柱状，杯状细胞很少，管壁内无混合腺，无软骨片，平滑肌形成完整的环行平滑肌层。

（3）终末细支气管：管壁皱襞明显，上皮为假复层纤毛柱状或单层纤毛柱状，无杯状细胞，管壁内无混合腺，无软骨片，平滑肌形成完整的环行平滑肌层。终末细支气管与细支气管较难区分。

（4）呼吸性细支气管：管壁上有少数肺泡开口，管壁上皮呈移行性改变，可由单层柱状上皮变为单层立方上皮，接近肺泡部分为单层扁平上皮，上皮外有少量结缔组织和分散平滑肌。

（5）肺泡管：管壁上有很多肺泡开口，在肺泡开口处呈结节状膨大。

（6）肺泡囊：几个肺泡共同开口部分。

（7）肺泡：多面形小泡，其一面开口于肺泡囊、肺泡管或呼吸性细支气管，其他各面与相邻肺泡相连接。肺泡壁由扁平的Ⅰ型肺泡上皮和球形的Ⅱ型肺泡上皮组成，相邻肺泡之间的组织称肺泡隔，肺泡隔内有丰富的毛细血管网、弹性纤维和肺泡巨噬细胞等。

三、本章小结

气管管壁由内向外依次分为黏膜、黏膜下层和外膜三层。黏膜表面为假复层纤毛柱状上皮，由纤毛细胞、杯状细胞、基细胞、刷细胞和弥散的神经内分泌细胞等组成。假复层纤毛柱状上皮的细胞间夹有杯状细胞，上皮的基膜明显，固有层结缔组织中的弹性纤维较多，因而管壁具有一定弹性。黏膜下层为疏松结缔组织，黏膜下层除有血管、淋巴管和神经外，还有较多混合性腺。外膜主要由16～20个"C"形透明软骨环构成管壁支架，外包裹疏松结缔组织，软骨环之间以弹性纤维组成的膜状韧带连接，使气管保持通畅并有一定弹性。

肺组织分实质和间质两部分。实质为肺内各级支气管及其终末的肺泡，间质为实质间的结缔组织及血管、淋巴管及神经等。

1.肺内各级支气管及其终末肺泡，它们的管壁结构的主要变化为：

（1）叶支气管至小支气管：管壁结构与主支气管相似，上皮均为假复层纤毛柱状，也含有前述几种细胞，杯状细胞渐少；腺体、软骨碎片也逐渐减少；平滑肌相对增多，从分散排列到渐成环形肌束环绕管壁支气管。

（2）细支气管：上皮由假复层纤毛柱状渐变为单层纤毛柱状，也含有前述各种细胞，但杯状细胞减少或消失，腺和软骨也很少或消失，环行平滑肌则更明显，黏膜常形成皱襞。

（3）终末细支气管：上皮为单层柱状，无杯状细胞，腺和软骨均消失，环行平滑肌则更明显，形成完整的环行层，黏膜皱襞更明显。

（4）呼吸性细支气管：管壁上出现少量肺泡，管壁上皮为单层柱状或单层立方，肺泡管管壁上有许多肺泡。

（5）肺泡管：由许多肺泡组成，故其自身的管壁结构很少，仅存在于相邻肺泡开口之间，此处常膨大突入管腔，表面为单层立方或扁平上皮，上皮下为薄层结缔组织和少量平滑肌，平滑肌纤维环行围绕于肺泡开口处，故在切片中可见相邻肺泡之间的隔（肺泡隔）末端呈结节状膨大。

（6）肺泡囊：每个肺泡管分支形成 2～3 个肺泡囊，肺泡囊由多个肺泡围成，相邻肺泡之间的结构为肺泡隔。

（7）肺泡：为半球形小囊，开口于肺泡囊、肺泡管或呼吸性细支气管，是肺进行气体交换的部位，肺泡壁由单层肺泡上皮组成，分为Ⅰ型肺泡上皮细胞和Ⅱ型肺泡上皮细胞两种。Ⅰ型肺泡上皮细胞扁平，数量少，约占肺泡表面积的 95％；Ⅱ型肺泡上皮细胞球形，数量多，能更新增殖为Ⅰ型肺泡上皮。

2.肺间质

相邻肺泡之间的薄层结缔组织构成肺泡隔，肺泡隔内含密集的毛细血管网，毛细血管为连续型，内皮甚薄，无孔，胞质内含较多吞饮小泡。肺泡与毛细血管间物质交换所通过的结构称气-血屏障，它由肺泡表面液体层、Ⅰ型肺泡上皮细胞与基膜、薄层结缔组织、毛细血管基膜与内皮等结构组成。

四、思考题

（一）单项选择题

1.气管管壁的软骨为　　　　　　　　　　　　　　　　　　　　　　　　　（　　）

  A. 弹性软骨　　　　　　　B. 完整环形软骨　　　　　　C. 透明软骨

  D. 纤维软骨　　　　　　　E. 黏膜下层的一部分

2.气管的上皮是　　　　　　　　　　　　　　　　　　　　　　　　　　（　　）

  A. 单层柱状上皮　　　　　B. 复层扁平上皮　　　　　　C. 假复层纤毛柱状上皮

  D. 变移上皮　　　　　　　E. 单层立方上皮

3.气管黏膜的组成是　　　　　　　　　　　　　　　　　　　　　　　　（　　）

  A. 上皮、固有层和黏膜肌层　　　　　　B. 上皮和黏膜肌层

  C. 上皮和固有层　　　　　　　　　　　D. 上皮和肌层

  E. 上皮和气管腺

4.不属于肺呼吸部的是　　　　　　　　　　　　　　　　　　　　　　　（　　）

  A. 呼吸性支气管　　　　　B. 肺泡囊　　　　　　　　　C. 肺泡管

  D. 终末细支气管　　　　　E. 肺泡

5.表面活性物质由哪种细胞分泌　　　　　　　　　　　　　　　　　　　（　　）

  A. 杯状细胞　　　　　　　B. 纤毛细胞　　　　　　　　C. Ⅰ型肺泡上皮细胞

  D. Ⅱ型肺泡上皮细胞　　　E. 尘细胞

6.肺小叶是指 （ ）

　　A.每一小支气管连同它的分支和肺泡

　　B.每一段支气管连同它的分支和肺泡

　　C.每一呼吸性细支气管连同它的分支和肺泡

　　D.每一细支气管连同它的分支和肺泡

　　E.每一终末细支气管连同它的分支和肺泡

7.有结节状膨大的结构是 （ ）

　　A.细支气管　　B.小支气管　　　C.肺泡囊　　　　D.肺泡管　　　　E.肺泡

8.下列哪一项不参与气-血屏障的组成 （ ）

　　A.Ⅰ型肺泡上皮细胞　　　B.肺泡表面液体层　　　　C.毛细血管基膜

　　D.软骨片　　　　　　　　E.毛细血管内皮

9.呼吸性细支气管以下各段均出现了 （ ）

　　A.杯状细胞　　　　　　B.假复层纤毛柱状上皮　　　C.软骨片

　　D.腺体　　　　　　　　E.肺泡

10.下列说法错误的是 （ ）

　　A.Ⅰ型肺泡上皮细胞有增殖再生能力

　　B.Ⅱ型肺泡上皮细胞在电镜下可见胞质内有板层状小体

　　C.肺泡管有结节状膨大

　　D.肺泡隔的毛细血管是连续毛细血管

　　E.表面活性物质可降低表面张力

（二）名词解释

1.肺小叶

2.气-血屏障

3.肺泡隔

（三）问答题

1.试述气管壁的组织结构。

2.简述肺内导气部组成及结构变化规律。

3.试述肺内呼吸部的组成、结构变化规律及功能。

(四)综合分析题

饮酒后,少量乙醇可通过呼吸系统排出,交警可以通过呼气式酒精检测仪检测被测者呼出的酒精含量,判断驾驶员是否酒后驾驶。

(1)乙醇如何从小肠吸收进入肠系膜上静脉?

(2)乙醇如何从门静脉进入下腔静脉?

(3)乙醇如何从肺动脉的分支进入肺泡?

(4)简述乙醇从肺泡经口腔呼出所经过的各结构名称。

10.答案

第十一章　泌尿系统

一、实验目的

1.掌握肾脏的组织结构。

2.熟悉输尿管的组织结构。

二、实验内容

(一)肾

材料:狗肾脏切面　染色:HE

目的:掌握肾脏的组织结构。

1.肉眼观察

肾表层深红色部分是肾皮质,深部浅红色部分为肾髓质。

2.低倍观察(图 11-1)

从表层向深部逐步观察。

(1)被膜:为包在肾表面的致密结缔组织薄膜。

(2)皮质:包括髓放线和皮质迷路。

①髓放线:为与髓质相延续的纵行管道,髓放线与皮质迷路相间排列。

②皮质迷路:由球形的肾小体与许多弯曲的上皮小管组成。皮质迷路的中央有纵行的小动静脉,即小叶间动静脉。

③髓质:位于肾皮质深层,主要为肾小管直部、细段和集合管的不同形状切面。

④肾间质:位于泌尿小管之间的少量结缔组织,内含血管和神经等。

3.高倍观察

(1)皮质迷路(图 11-2):

①肾小体:由肾小囊和血管球组成,有些完整的肾小体切面上有时可见与血管相连的血管极和与近端小管相连的尿极。

肾小囊:围在血管球的外周,分脏、壁两层,两层间的腔隙即为肾小囊腔,壁层由单层扁平上皮组成,在尿极处,与近端小管上皮相续,在血管极处,壁层反折与脏层的足细胞相连续,胞体紧贴于血管球的毛细血管壁,与血管球内皮不易区分。

血管球:圆形或椭圆形,可见许多毛细血管切面以及一些蓝色细胞核,内含毛细血管内皮细胞、足细胞和球内系膜细胞等细胞的核,它们不易区分。

②近端小管曲部:位于肾小体附近,管径粗,管腔窄而不规则。管壁上皮呈锥体形,细胞界限不清,胞质嗜酸性强,着色红,游离面可见刷状缘,胞核圆形,位于细胞基部,切面上胞核排列疏落。

③远端小管曲部:位于肾小体附近,管腔大而规则。管壁薄,管壁上皮呈立方形,细胞界限相对清楚,胞质弱嗜酸性,着粉红色或红紫色,无刷状缘,核圆而居中。在远曲小管紧贴肾

小体血管极处,可见部分上皮细胞呈高柱状,胞核椭圆形,位于细胞上部,排列紧密,此即致密斑。

（2）髓放线：

①近端小管直部：结构同曲部,但上皮细胞稍低矮,管径稍细。

②远端小管直部：结构同曲部,但上皮细胞稍低矮,管径稍细。

③集合小管：管径粗,管壁由单层立方上皮构成,细胞界限清楚,胞核圆而居中,胞质清亮。

（3）髓质：近皮质部分称为外带,深层部分称为内带（图 11-3）。

①近端小管直部：仅见于髓质外带,结构同髓放线中的近端小管直部。

②远端小管直部：位于髓质内带和外带,结构同髓放线中的远端小管直部。

③细段：在髓质内带较多,管径细小,由单层扁平上皮组成,上皮细胞的核卵圆形,突入管腔（注意与毛细血管相区别）。

④集合小管：管壁由单层立方上皮逐渐移行为单层柱状上皮,至乳头管为高柱状上皮。集合小管管壁细胞界限清楚,胞质色淡,核圆,居细胞中央。

（二）输尿管（示教）（图 11-4、图 11-5）

材料：兔输尿管　　染色：HE

目的：熟悉输尿管的层次结构及变移上皮形态结构。

观察：输尿管由黏膜、肌层和外膜组成,其中黏膜上皮为变移上皮。

三、本章小结

肾实质主要由泌尿小管组成。泌尿小管为由单层上皮构成的管道,包括肾单位和集合小管两部分。肾单位由肾小体和肾小管构成。根据肾小体在皮质的位置不同,肾单位可分为浅表肾单位与髓旁肾单位两种。

（一）肾小体

肾单位的起始端为由肾小管的盲端膨大内陷成双层的肾小囊,与血管球共同构成肾小体。肾小囊壁层为单层扁平上皮,在肾小体的尿极处与近端小管上皮相连续,在血管极处反折包裹血管球形成肾小囊脏层,两层上皮之间的狭窄腔隙称肾小囊腔,与近曲小管腔相通。脏层细胞形态特殊,有许多大小不等的突起,称为足细胞。足细胞体积较大,胞体凸向肾小囊腔,核染色较浅,胞质内有丰富的细胞器,从胞体伸出几个大的初级突起,继而再分成许多指状次级突起,相邻的次级突起相互穿插成指状相嵌,形成栅栏状,紧贴在毛细血管基膜外面。突起之间的裂隙称裂孔,孔上覆盖一层厚 4～6nm 的裂孔膜。当血液流经肾小体血管球毛细血管时,由于血管球毛细血管内血压较高,血浆中的部分成分经有孔内皮、毛细血管基膜、足细胞裂孔膜而滤入肾小囊腔内,所经过的这三层结构称为滤过膜。

（二）肾小管

肾小管分为近端小管、细段和远端小管三部分。近端小管直部、细段和远端小管直部形成一个"U"形襻,称髓襻。

1. 近端小管

近端小管包括近端小管直部和曲部,曲部管壁上皮细胞为立方形或锥体形,胞体较大,细胞界限不清,胞质嗜酸性,胞核呈球形,位于近基部。上皮细胞腔面有紧密排列的刷状缘,细胞基部有纵纹,刷状缘由大量密集而整齐排列的微绒毛组成。上皮细胞的侧面有许多侧突,相邻细胞的侧突相互嵌合,或伸入相邻细胞质膜内褶的空隙内,两者构成广泛的弯曲复杂的细胞间迷路,故光镜下细胞分界不清。细胞基部胞膜内陷成发达的质膜内褶,内褶之间有许多纵向排列的杆状线粒体,形成光镜下的纵纹,侧突和质膜内褶使细胞侧面及基面与间质之间的物质交换面积增大。直部结构与曲部相似。

2. 细段

细段管径细,为单层扁平上皮,细胞含核部分突向管腔,胞质着色较浅,无刷状缘。

3. 远端小管

远端小管包括远端小管直部和曲部,管腔较大而规则,管壁上皮细胞呈立方形,细胞体积较近端小管小,着色浅,细胞分界较清楚,核位于中央,游离面无刷状缘,基部纵纹较明显。

(三)球旁复合体

在肾小体血管极所形成的三角区,球旁细胞、致密斑和球外系膜细胞组成球旁复合体。

1. 球旁细胞

入球微动脉行至近肾小体血管极处,其血管壁中膜的平滑肌细胞转变为上皮样细胞,称为球旁细胞,内含肾素颗粒,感受动脉血压的变化,具有分泌肾素功能。

2. 致密斑

夹在入球微动脉与出球微动脉间的远端小管曲部,其靠近肾小体侧的上皮细胞增高,变窄,呈高柱状,胞质色浅,核椭圆形,排列紧密,位于近细胞顶部,形成一个椭圆形斑,称致密斑。致密斑感受尿钠浓度的变化,调节尿的浓缩功能。

3. 球外系膜细胞

球外系膜细胞是位于血管极三角区内的一群细胞,细胞形态结构与球内系膜细胞相似,并与球内系膜相延续。球外系膜细胞与球旁细胞、球内系膜细胞之间有缝隙连接。

四、思考题

(一)单项选择题

1. 肾小球滤过膜的组成是　　　　　　　　　　　　　　　　　　　　　　(　　)

　　A. 毛细血管有孔内皮、肾球囊脏层和壁层

　　B. 足细胞次级突起间的裂孔膜、基膜、肾球囊壁层

　　C. 足细胞次级突起间的裂孔、基膜、球内系膜细胞

　　D. 毛细血管有孔内皮及基膜、球内系膜细胞

　　E. 毛细血管有孔内皮及基膜、足细胞次级突起间的裂孔膜

2. 近端小管上皮细胞在光镜下分界不清的主要原因是　　　　　　　　　　(　　)

　　A. 细胞在 HE 染色中嗜酸性太强,染色太深

　　B. 细胞侧面有许多侧突,并与相邻细胞的侧突互相嵌合

　　C. 上皮细胞间太拥挤

　　D. 细胞重叠以致在光镜下看不清

　　E. 相邻细胞膜太薄,细胞侧面桥粒太多

3. 球旁细胞可分泌　　　　　　　　　　　　　　　　　　　　　　　　　(　　)

　　A. 激肽释放酶　　　　　　　B. 激肽　　　　　　　　　C. 肾素

    D. 血管紧张素　　　　　　E. 前列腺素

4. 肾盂及肾盏的上皮为　　　　　　　　　　　　　　　　　　　　　(　)

    A. 单层扁平上皮　　　　B. 单层立方上皮　　　　C. 单层柱状上皮

    D. 变移上皮　　　　　　E. 复层扁平上皮

5. 下列关于致密斑特征的描述哪项错误　　　　　　　　　　　　　(　)

    A. 致密斑是一椭圆形斑,细胞为柱状,排列较紧密

    B. 由近端小管曲部上皮在血管球极侧分化形成

    C. 胞质染色浅,核靠近细胞游离缘

    D. 高尔基复合体位于细胞基部

    E. 与血管球细胞相贴,该处基膜不完整

6. 上皮细胞游离面刷状缘最明显的是　　　　　　　　　　　　　　(　)

    A. 近端小管曲部　　　　B. 远端小管曲部　　　　C. 近端小管直部

    D. 远端小管直部　　　　E. 集合管

7. 肾小囊脏层细胞为　　　　　　　　　　　　　　　　　　　　　　(　)

    A. 多孔、无隔膜覆盖的内皮细胞　　　　B. 单层扁平细胞

    C. 足细胞　　　　　　　　　　　　　　D. 单层立方或锥体形细胞

    E. 单层高柱状细胞

8. 肾小体血管球毛细血管细胞为　　　　　　　　　　　　　　　　(　)

    A. 有孔、无隔膜覆盖的内皮细胞　　　　B. 有孔、有隔膜覆盖的内皮细胞

    C. 足细胞　　　　　　　　　　　　　　D. 单层立方或锥体形细胞

    E. 血窦内皮细胞

9. 细胞呈高柱状,细胞界限清楚,核圆,位于细胞中央,分布于　　　(　)

    A. 远端小管曲部　　　　B. 细段　　　　　　　　C. 集合小管

    D. 近端小管直部　　　　E. 近端小管曲部

10. 感受 Na^+ 浓度变化的是　　　　　　　　　　　　　　　　　　(　)

    A. 球内系膜细胞　　　　B. 球外系膜细胞　　　　C. 球旁细胞

    D. 致密斑　　　　　　　E. 足细胞

(二)名词解释

1. 泌尿小管

2. 肾单位

3. 滤过屏障

4.球旁细胞

5.致密斑

(三)问答题

为什么近端小管曲部管径粗,管腔窄而不规则,细胞界限不清?

(四)综合分析题

人体进食后,糖、蛋白质、脂肪、水及电解质等经消化系统消化、吸收进入循环系统,糟粕经肛门排出,部分代谢产物经泌尿系统以尿液形式排出。

(1)肾小球如何形成原尿? 其经过哪些形态结构?

(2)肾小管如何形成终尿?

11.答案

第十二章   皮   肤

一、实验目的

1.掌握表皮、真皮的组织结构。
2.熟悉汗腺、皮脂腺和毛的组织结构。

二、实验内容

(一)手指切片

材料:人手指皮切面   染色:HE
目的:掌握表皮、真皮的组织结构。

1.肉眼观察

切片一侧一条紫红色结构为表皮,其余大片染成粉红色部分是真皮。

2.显微观察(图 12-1、图 12-2)

(1)表皮:表面紫色的是表皮,深部为真皮。表皮为角化的复层扁平上皮,自深部至表面可分为 5 层。

基底层:与真皮相连,呈深紫蓝色,其细胞为一层矮柱状细胞,胞质嗜碱性,分界不清;

棘层:由数层细胞组成,色稍浅,细胞界限清楚,多边形,体积大;

颗粒层:呈深紫蓝色,细胞梭形,胞质内有深蓝色的透明角质颗粒,细胞核深染;

透明层:为一层淡红色均质透明区域,无细胞核;

角质层:较厚,位于表面,由多层扁平细胞组成,细胞已完全角化,细胞轮廓不清,染为淡红色。此层内的螺旋状空隙为汗腺导管的断面。

(2)真皮:位于表皮深部,由致密结缔组织组成。乳头层位于真皮浅层,突向表皮,部分切片可见到椭圆形的触觉小体;网织层位于乳头层深部,有许多粗大的纵横交错的胶原纤维,纤维间有血管、汗腺和神经等。此层与皮下组织中部分切片可见卵圆形呈同心圆排列的结构,为环层小体。

3.高倍观察(图 12-3)

(1)表皮:表层细胞界限清楚,无核;透明层呈均质状,细胞界限不清;颗粒层细胞内有粗大的嗜碱性颗粒;棘层细胞表面有许多棘状突起相互连接,为细胞间桥;基底层细胞为单层立方或矮柱状。

(2)真皮:真皮乳头内可见椭圆形触觉小体,小体内有多层扁平细胞;网织层深部结缔组织内有环层小体分布。

(3)皮下组织:皮下组织的结缔组织内汗腺成群分布,导管由复层立方上皮围成,细胞染色较深,分泌部由单层立方或矮柱状上皮细胞组成,染色较浅。

(二)头皮切片

材料:人头皮切片   染色:HE

目的:熟悉汗腺、皮脂腺和毛的结构。

1.肉眼观察

切片一侧一条紫红色的结构是表皮,其深面一片深红色的为真皮及皮下组织,切片的另一侧见一片致密的淡红色结构为帽状腱膜。

2.显微观察(图 12-4)

表皮薄,基底层细胞胞质内可见黄褐色色素,角质层薄。真皮内有大量毛根、皮脂腺、汗腺、立毛肌等结构。毛根外紧包毛囊,毛囊分两层:内层为上皮根鞘,外层为结缔组织鞘。毛根和毛囊的下端合为一体,即毛球。毛囊与表皮成钝角的一侧有红色的平滑肌束,称立毛肌。在毛囊与立毛肌之间有淡染细胞团,为皮脂腺。此外,还可见到汗腺导管和分泌部。

3.高倍观察(图 12-5、图 12-6)

毛球着色较深,基部内陷染色淡,为毛乳头位置。毛乳头周围紫蓝色、含较多色素颗粒的细胞称毛母质。皮脂腺导管很短,由复层鳞状上皮组成;分泌部由一细胞团组成,基细胞位于周边,分界清楚,染色深,中央细胞较大,淡染,含大量脂滴,被溶解为空泡状。

三、本章小结

皮肤由表皮和真皮构成。

表皮细胞分成两大类,即角质形成细胞和非角质形成细胞。

手掌和足底的表皮厚,结构典型,从基底到表面可分为 5 层,即基底层、棘层、颗粒层、透明层和角质层。

基底层附着于基膜上,为一层矮柱状或立方形细胞,称基底细胞,胞质内有分散和成束的角蛋白丝,也称张力丝。

棘层在基底层上方,一般由 4～10 层细胞组成,细胞较大,呈多边形,细胞向四周伸出许多细短的突起,相邻细胞的突起由桥粒相连,胞质内含许多角蛋白丝和板层颗粒。

颗粒层由 3～5 层较扁的梭形细胞组成,位于棘层上方,胞核和细胞器已退化,胞质内含有许多没有界膜包被的透明角质颗粒,在 HE 染色的切片上显强嗜碱性,形状不规则,大小不等。

透明层位于颗粒层上方,只在无毛的厚表皮中易见,此层由几层更扁的梭形细胞组成,在 HE 染色的切片上,细胞呈透明均质状,细胞界限不清,被伊红染成红色,胞核和细胞器已消失。

角质层为表皮的表层,由多层扁平角化细胞组成,这些细胞干硬,是已完全角化的死细胞,已无胞核和细胞器。非角质细胞主要有黑素细胞、朗格汉斯细胞和梅克尔细胞等。

真皮位于表皮下方,分为乳头层和网织层。

皮肤的附属器主要有毛、皮脂腺和汗腺等。毛由毛干、毛根、毛球等组成,毛球上皮细胞又称毛母质细胞,毛根外包裹毛囊。

四、思考题

(一)单项选择题

1.不属于皮肤角质形成细胞的是 （　　）

  A.基底层　　　B.棘层　　　　C.颗粒层　　　　D.色素层　　　　E.角质层

2.颗粒层位于哪两层细胞之间 （　　）

　　A. 基底层与棘层　　　　B. 棘层与透明层　　　　C. 基底层与透明层

　　D. 棘层与角质层　　　　E. 透明层与角质层

3. 属于非角质形成细胞的是　　　　　　　　　　　　　　　　　　　　（　　）

　　A. 基底细胞　　　　　　B. 棘细胞　　　　　　　C. 颗粒细胞

　　D. 黑素细胞　　　　　　E. 角质细胞

4. 属于非角质形成细胞的是　　　　　　　　　　　　　　　　　　　　（　　）

　　A. 基底细胞　　　　　　B. 棘细胞　　　　　　　C. 朗格汉斯细胞

　　D. 透明角质细胞　　　　E. 角质细胞

5. 毛母质细胞位于　　　　　　　　　　　　　　　　　　　　　　　　（　　）

　　A. 毛干　　　　B. 毛根　　　　C. 毛囊　　　　D. 毛球　　　　E. 毛乳头

（二）名词解释

1. 真皮

2. 立毛肌

（三）问答题

光镜下,足底的厚表皮可分为哪几层？各层有哪些结构特点？

　　12. 答案

第十三章　眼和耳

一、实验目的

1.掌握眼球壁各层的组织结构。

2.掌握角膜、视网膜的组织结构。

3.熟悉螺旋器的位置、形态。

4.熟悉晶状体的形态结构。

5.熟悉耳蜗的一般结构。

二、实验内容

(一)眼球壁后部

材料:人眼球后部切片　染色:HE

目的:掌握眼球壁各层的组织结构。

1.肉眼观察

切片呈弧形,凸侧为纤维膜,凹侧为视网膜,两者之间为血管膜。

2.低倍观察

以由外向内的顺序观察下列结构(图 13-1):

(1)纤维膜:即巩膜,为较厚的致密结缔组织。

(2)血管膜:位于巩膜内侧,染色深,多呈褐黑色或黑色,为疏松结缔组织,其中含有丰富的血管和色素细胞。

(3)视网膜:位于脉络膜的内侧,大部分区域可分成 4 层细胞,有的切片可见视神经盘、黄斑。

3.高倍观察(图 13-2)

着重观察视网膜:细胞层次清晰,4 层细胞和神经胶质细胞在视网膜内有规则地成层排列,在切片标本上由外向内可分为 10 层。

(1)色素上皮细胞层:为单层立方上皮,胞质内含黑色素颗粒,细胞界限不清楚。

(2)视锥视杆层:由两种视细胞(视锥细胞、视杆细胞)平行排列而成,染成红色。

(3)外界膜:由米勒细胞外侧端与视锥细胞、视杆细胞连接而成,切片上呈一条紫红色线条,紧靠外核层。

(4)外核层:此层较厚,由视细胞的胞体组成,细胞界限不清,细胞核圆形,紫蓝色,密集。

(5)外网层:主要由视细胞的轴突和双极细胞的树突组成,染成红色,网状。

(6)内核层:主要由双极细胞的胞体组成,细胞界限不清,细胞核密集。

(7)内网层:主要由双极细胞的轴突和节细胞的树突组成,红色,网状。

(8)节细胞层:由节细胞的胞体组成,可见数层节细胞核。

(9)神经纤维层:由节细胞的轴突组成,较薄,染成红色。

(10)内界膜:由米勒细胞内侧端突起连接成面,为片中所见视网膜最内侧的一条紫红色线条。

(二)眼角膜

材料:人角膜切片　染色:HE

目的:掌握角膜的组织结构。

1.肉眼观察

切片为弧形结构。

2.低倍观察

着色均匀浅淡。

3.高倍观察(图 13-3)

(1)角膜可清楚地分为 5 层结构。

①角膜上皮:为复层扁平上皮,由 5～6 层扁平细胞组成,基部平坦,无乳头结构。

②前界层:薄层均质膜,浅红色。

③角膜基质:染色均匀,纤维与表面大致平行,纤维间可见少量扁平的细胞,此为成纤维细胞,其长轴与纤维方向平行。

④后界层:浅色薄层的均质膜。

⑤角膜内皮:单层扁平上皮。

(2)角膜缘:巩膜静脉窦为圆形或椭圆形的小腔,腔壁可见扁平的内皮细胞核。

(三)耳蜗(示教)

材料:豚鼠耳蜗切片　染色:HE

目的:熟悉螺旋器的位置、形态及耳蜗的一般结构。

1.低倍观察(图 13-4)

选择结构清晰的视野,观察蜗管与鼓阶、前庭阶的位置关系。蜗管以前庭膜与前庭阶分隔,该膜在切片中为细长的条索。基底膜分隔蜗管与鼓阶,基底膜上有螺旋器,螺旋器上方为一片均质结构的盖膜,蜗管的外侧壁黏膜较厚,其靠近管腔面长叶形的深色区即为血管纹。

2.高倍观察(图 13-5)

螺旋器结构可见内隧道、内柱细胞、内指细胞、内毛细胞、外柱细胞、外指细胞、外毛细胞等。

(四)晶状体(示教)(图 13-6、图 13-7)

材料:人晶状体切片　染色:HE

目的:熟悉晶状体的形态结构。

观察:低倍镜下观察晶状体前表面有一层单层立方上皮,在赤道部细胞逐渐变长,称为晶状体纤维,纤维中央有梭形核,近晶状体中央晶状体纤维核消失。高倍镜下晶状体表面有一均质状的晶状体囊,晶状体纤维形状清晰。

三、本章小结

眼球壁由内至外依次为纤维膜、血管膜和视网膜。纤维膜前 1/6 为角膜,从前至后分为角膜上皮、前界层、角膜基质、后界层和角膜内皮五层。视网膜的视部主要由四种细胞构成,由外向内依次是色素上皮细胞层、视锥视杆层、双极细胞层和节细胞层。黄斑是视网膜后极的一浅色区域,呈椭圆形,其中央有一浅凹,称中央凹,由大量视锥细胞组成,是视觉最敏锐的部位。视神经盘为神经节细胞轴突聚集处,无视细胞,无感光功能,为生理性盲点。

内耳为一系列穿行于颞骨岩部内的弯曲管道,由骨迷路和膜迷路组成。其中,螺旋器中的毛细胞能感受声波的刺激。椭圆囊斑和球囊斑中的毛细胞能感受直线变速运动,壶腹嵴中的毛细胞能感受旋转变速运动。

四、思考题

(一)单项选择题

1. 不属于角膜五层结构的为　　　　　　　　　　　　　　　　　　　　　　(　　)
   A. 角膜上皮　　B. 前界层　　　　C. 角膜基膜　　　　D. 后界层　　　　E. 角膜内皮
2. 角膜上皮为　　　　　　　　　　　　　　　　　　　　　　　　　　　　(　　)
   A. 单层扁平上皮　　　　　B. 单层立方上皮　　　　　C. 假复层纤毛柱状上皮
   D. 复层扁平上皮　　　　　E. 变移上皮
3. 角膜内皮为　　　　　　　　　　　　　　　　　　　　　　　　　　　　(　　)
   A. 单层扁平上皮　　　　　B. 单层立方上皮　　　　　C. 假复层纤毛柱状上皮
   D. 复层扁平上皮　　　　　E. 变移上皮
4. 感受强光和色光的细胞是　　　　　　　　　　　　　　　　　　　　　　(　　)
   A. 视锥细胞　　B. 视杆细胞　　　C. 双极细胞　　　　D. 节细胞　　　　E. 米勒细胞
5. 感受弱光的细胞是　　　　　　　　　　　　　　　　　　　　　　　　　(　　)
   A. 视锥细胞　　B. 视杆细胞　　　C. 双极细胞　　　　D. 节细胞　　　　E. 米勒细胞
6. 视锥细胞和视杆细胞的感光部位在　　　　　　　　　　　　　　　　　　(　　)
   A. 内节　　　　B. 膜盘　　　　　C. 细胞体　　　　　D. 神经末梢　　　E. 轴突
7. 视网膜中央凹部位细胞的组成为　　　　　　　　　　　　　　　　　　　(　　)
   A. 每个视锥细胞只与一个双极细胞相连,无视杆细胞
   B. 每个视杆细胞只与一个双极细胞相连,无视锥细胞
   C. 视锥细胞、视杆细胞均有,而且同时与多个双极细胞相连
   D. 视锥细胞、视杆细胞均有,均只与一个双极细胞相连
   E. 每个视锥细胞只与一个双极细胞相连,每个视杆细胞可与多个双极细胞相连
8. 螺旋器位于　　　　　　　　　　　　　　　　　　　　　　　　　　　　(　　)
   A. 基底膜　　　B. 前庭膜　　　　C. 盖膜　　　　　　D. 骨膜　　　　　E. 血管纹
9. 螺旋器中的感觉细胞为　　　　　　　　　　　　　　　　　　　　　　　(　　)
   A. 内柱细胞　　B. 外柱细胞　　　C. 内指细胞　　　　D. 外指细胞　　　E. 毛细胞
10. 感受旋转变速运动的是　　　　　　　　　　　　　　　　　　　　　　(　　)
   A. 螺旋器　　　B. 椭圆囊斑　　　C. 球囊斑　　　　　D. 壶腹嵴　　　　E. 前庭

(二)名词解释

1. 黄斑

2. 视神经盘

(三)问答题

简述角膜组织结构。

13. 答案

第十四章　内分泌系统

一、实验目的

1.掌握甲状腺、肾上腺、脑垂体的组织结构。

2.熟悉甲状旁腺的组织结构。

二、实验内容

(一)甲状腺和甲状旁腺

材料:狗甲状腺和甲状旁腺切片　染色:HE

目的:掌握甲状腺组织结构,熟悉甲状旁腺组织结构。

1.肉眼观察

甲状腺的切面染成粉红色,在其边缘部可见一块染成紫蓝色的结构,为甲状旁腺。

2.低倍观察

切片中主要是一些圆形、椭圆形或不规则的滤泡,滤泡上皮为单层立方上皮,滤泡腔内染成红色的为胶质。滤泡之间为结缔组织,血管丰富,内有上皮细胞样的滤泡旁细胞,单个滤泡旁细胞在普通染色标本中较难与滤泡上皮细胞分辨。甲状旁腺外由结缔组织被膜包裹,腺细胞密集成团,细胞界限不清。

3.高倍观察

滤泡因功能状态不同,滤泡上皮细胞可为立方状、矮柱状或扁平状不一。滤泡旁细胞三五成群分布,胞体较大、染色较淡,在滤泡壁中则不易辨认(图 14-1)。

甲状旁腺的腺细胞(主细胞)成团,细胞界限不清,细胞核圆形。嗜酸性细胞散在于主细胞间,胞质强嗜酸性,核小,染色深(图 14-2)。

(二)肾上腺

材料:狗肾上腺切片　染色:HE

目的:掌握肾上腺的组织结构。

1.肉眼观察

切面呈卵圆形,中央部分色淡,为肾上腺髓质;周围部分色深,为肾上腺皮质。

2.低倍观察(图 14-3、图 14-4)

浅表为薄层致密结缔组织构成的被膜,实质分为皮质和髓质。

(1)皮质:由外向内分为球状带、束状带和网状带。浅部细胞较小,多为柱状,呈球团状排列,染色略深,为球状带。深层细胞色浅,胞体较大,呈索状排列,细胞索彼此平行,与表面垂直,此即束状带。紧挨髓质的皮质细胞索彼此吻合成网,细胞嗜酸性,染成红色,此为网状带。各带之间并无明显分界。

(2)髓质:与皮质网状带交界参差不齐,髓质细胞较大、色浅,中央静脉腔不规则,管壁处显示数个横断的平滑肌束。

3.高倍观察(图 14-5)

球状带细胞较小,呈柱状或多边形,聚集成球团状。索状带细胞呈多边形,成行排列,胞质中密布海绵状空泡,故细胞色淡。网状带细胞着色较深,胞质中可见棕黄色的脂褐素颗粒。髓质细胞较大,着色较浅,呈多边形,如标本经铬盐处理,则胞质内可见许多黄褐色嗜铬颗粒。皮质及髓质中皆有丰富的窦状毛细血管,位于细胞团或索之间。髓质内不易找到交感神经元。

(三)脑垂体

材料:狗脑垂体切片   染色:HE

目的:掌握脑垂体的组织结构。

1.肉眼观察

深色部分为前叶,浅色部分为神经垂体,两者之间有一狭窄深色区乃中间部。

2.低倍观察

远侧部细胞密集,呈索状、球团状排列,细胞分为红色、紫色和不易着色三种,即嗜酸性细胞、嗜碱性细胞和嫌色细胞。中间部有少量滤泡,滤泡内红色物为胶质。神经部色淡,主要由神经纤维和神经胶质细胞(垂体细胞)组成,细胞数量少。

3.高倍观察

(1)远侧部:嗜酸性细胞分布不均,中央部数量多,胞体较大,呈圆形或椭圆形,胞质深红色。嗜碱性细胞大小不一,呈圆形或多边形,紫色,数量少。嫌色细胞数量最多,细胞小,成群分布,多为多边形,核圆,胞质色淡,细胞轮廓不清。细胞团索之间有丰富的毛细血管(图14-6)。

(2)神经部:可见大小不一的细胞,形态不规则,为垂体细胞。神经纤维占据了广大区域,染色淡,其间有丰富的毛细血管。赫令体为圆形或卵圆形的红色团块,大小不一,染色均匀,边界清晰,为神经内分泌激素颗粒在神经纤维内聚集成团的膨大体(图14-7)。观察时不要将内含红细胞的小血管误认为赫令体。

(四)甲状腺滤泡旁细胞(示教)(图 14-8)

材料:狗甲状腺切片   染色:镀银法

目的:了解滤泡旁细胞的位置及形态。

观察:在甲状腺滤泡上皮细胞或滤泡间可见散在分布的滤泡旁细胞,胞体较大,胞质内有染成黑色的颗粒,甚至整个胞质染成黑色,核不着色,位于细胞中央。

三、本章小结

内分泌系统是机体的调节系统,通过分泌激素而起作用,其作用的特定细胞或特定器官称为靶细胞或靶器官。

(一)甲状腺

甲状腺实质主要由甲状腺滤泡构成,滤泡由周围单层立方的滤泡上皮细胞和中央的胶质构成,能合成和分泌甲状腺激素。滤泡旁细胞位于滤泡间结缔组织内或位于滤泡壁内,能分泌降钙素。

(二)甲状旁腺

甲状旁腺细胞排列成索团状,分为主细胞和嗜酸性细胞。甲状旁腺分泌甲状旁腺激素,甲状旁腺激素能升高血钙。

(三)肾上腺

肾上腺分为皮质和髓质。皮质由浅及深可分为球状带、束状带和网状带,分别能分泌盐皮质激素、糖皮质激素和雄激素及少量雌激素。髓质细胞又称嗜铬细胞,该细胞分为两种,即肾上腺素细胞和去甲肾上腺素细胞。

(四)垂体

垂体分为腺垂体和脑垂体。腺垂体由远侧部、中间部和结节部构成。远侧部中有嗜酸性细胞、嗜碱性细胞和嫌色细胞三种细胞。嗜酸性细胞包含两种,即生长激素细胞和催乳激素细胞,分别分泌生长激素和催乳激素;嗜碱性细胞分为三种,即促甲状腺激素细胞、促肾上腺皮质激素细胞和促性腺激素细胞,分别分泌促甲状腺激素、促肾上腺皮质激素和促性腺激素。神经垂体由无髓神经纤维和神经胶质细胞构成,能储存由视上核和室旁核分泌的抗利尿激素和催产素,这些激素颗粒在神经纤维内运送时聚集成膨大体,在组织切片上呈现为嗜酸性团块,称赫令体。

(五)松果体

松果体主要由松果体细胞、神经胶质细胞和神经纤维组成。

四、思考题

(一)单项选择题

1. 滤泡上皮细胞分泌　　　　　　　　　　　　　　　　　　　　　( )

　　A. 降钙素　　B. 甲状腺素　　C. 促甲状腺素　　D. 甲状旁腺素　　E. 催产素

2. 肾上腺皮质由外到内分为　　　　　　　　　　　　　　　　　　( )

　　A. 球状带、网状带、束状带　　　　　　B. 束状带、网状带、球状带

　　C. 球状带、束状带、网状带　　　　　　D. 网状带、球状带、束状带

　　E. 网状带、束状带、球状带

3. 肾上腺内又称为嗜铬细胞的是　　　　　　　　　　　　　　　　( )

　　A. 球状带细胞　　　　　B. 网状带细胞　　　　　C. 束状带细胞

　　D. 髓质细胞　　　　　　E. 交感神经节细胞

4. 腺垂体的细胞组成为　　　　　　　　　　　　　　　　　　　　( )

　　A. 嗜酸性细胞和嫌色细胞

　　B. 嗜碱性细胞和嗜酸性细胞

　　C. 嗜酸性细胞、嗜碱性细胞和嫌色细胞

　　D. 嗜酸性细胞、嗜碱性细胞和嗜铬细胞

　　E. 嗜碱性细胞和嗜铬细胞

5. 赫令体存在于　　　　　　　　　　　　　　　　　　　　　　　( )

　　A. 腺垂体　　　　　B. 神经垂体　　　　　C. 垂体中间部

　　D. 松果体　　　　　E. 垂体结节部

(二)名词解释

1.滤泡旁细胞

2.赫令体

(三)问答题

1.试述肾上腺皮质球状带的光镜结构特点及所分泌的激素。

2.垂体远侧部具有分泌功能的细胞有哪些？它们各产生何种激素（请列表表示）？

14.答案

第十五章　男性生殖系统

一、实验目的

1. 掌握睾丸的组织结构,熟悉附睾的组织结构。
2. 熟悉精子的形态结构。

二、实验内容

(一)睾丸与附睾

材料:人睾丸与附睾　染色:HE

目的:掌握睾丸与附睾的组织结构。

1. 肉眼观察

包绕在表面的薄层红色结构为鞘膜脏层与白膜,其深面呈红紫色的即为睾丸实质。在切片的一侧,白膜外的一块红紫色结构即为附睾。

2. 低倍观察(图 15-1)

(1)鞘膜脏层与白膜:睾丸表面的浆膜与其下方的致密结缔组织称白膜。白膜在睾丸后缘增厚为睾丸纵隔,内有不规则的腔隙即睾丸网。

(2)生精小管:睾丸内侧的许多上皮性管道,即生精小管的切面,呈圆形或卵圆形。管壁外的界膜明显,由基膜、肌样细胞及成纤维细胞等构成。

(3)直精小管:在接近睾丸纵隔处管径很小者为直精小管,管壁由单层立方或柱状上皮构成。

(4)睾丸间质:为生精小管之间的疏松结缔组织,内含胞体较大、常成群分布的睾丸间质细胞。

3. 高倍观察(图 15-2)

(1)生精小管:有各种切面,选择一个结构清楚的横切面观察,管壁的基膜明显,其外方紧贴基膜的一层细胞为肌样细胞,细胞呈纤细的梭形。由基膜向腔面,可见各级生精细胞和支持细胞,注意它们的形态和排列层次。

①精原细胞:紧贴基膜内侧的一层细胞,细胞中等大小,呈圆形或椭圆形,核圆,染色质细密,常见较明显的核仁。

②初级精母细胞:在精原细胞内侧,有 2～3 层细胞,胞体最大,圆形,核大而圆,染色质呈丝状,可见到成熟分裂现象。

③次级精母细胞:在初级精母细胞内侧,形态与前者类似,但胞体较小,胞质染色较深,在切片上较难找到。(思考:为什么?)

④精子细胞:近管腔面,数量多,常成群分布,细胞小,呈圆形或椭圆形,核小而深染,胞质嗜酸性。

⑤精子:最靠近腔面,头部小,呈梨形,胞核染色深,尾部常被切断,不易看到。

⑥支持细胞:散布于各级生精细胞间,胞体高度即为管壁上皮厚度,核呈三角形或不规则形,染色质较稀疏,核仁较明显,胞质着色浅,该细胞轮廓不清楚。

(2)睾丸间质细胞:成群分布在间质中,细胞较大,圆形或多边形,胞质着色较红,核圆。

(3)睾丸网:在睾丸纵隔内,为衬以单层扁平或低立方上皮的裂隙状管道。

(4)附睾管:管腔平整而规则,由假复层纤毛柱状上皮组成。柱状细胞的游离面有一排长而整齐的静纤毛,基底细胞呈锥体形,核圆,位于柱状细胞核的下方。上皮基膜的外面有一层环形平滑肌包绕。在附睾管腔常有许多精子。

(二)精子(示教)(图 15-3)

材料:人精子涂片　　染色:吉姆萨染色

目的:熟悉精子的形态结构。

观察:精子由卵圆形的头部和细长的尾部构成。

三、本章小结

男性生殖系统由睾丸、生殖管道、附属腺及外生殖器组成。睾丸表面覆以浆膜,深部为致密结缔组织构成的白膜,睾丸实质约有 250 个锥体形小叶,每个小叶内有 1～4 条弯曲细长的生精小管,生精小管之间的疏松结缔组织称睾丸间质。

生精上皮由支持细胞和 5～8 层生精细胞组成。上皮下的基膜明显,基膜外侧有一些梭形的肌样细胞和成纤维细胞。生精细胞包括精原细胞、初级精母细胞、次级精母细胞、精子细胞和精子。

从精原细胞到精子形成的连续增殖分化过程称精子发生。

精子细胞经过复杂的变化,由圆形逐渐演变为蝌蚪形的精子,这个过程称精子形成。精子形成过程的主要变化是:①细胞核染色质极度浓缩,核变长并移向细胞的一侧,构成精子的头部;②高尔基复合体形成顶体泡,逐渐增大,凹陷为双层帽状覆盖在核的头端,成为顶体;③中心粒迁移到细胞核的尾侧(顶体的相对侧),发出轴丝,随着轴丝的逐渐增长,精子细胞逐渐变长,形成尾部;④线粒体从细胞周边汇聚于轴丝近段的周围,盘绕成螺旋形的线粒体鞘;⑤在细胞核、顶体和轴丝的表面仅覆有细胞膜和薄层细胞质,多余的细胞质逐渐汇集于尾侧,形成残余胞质,最后脱落。

在光镜下,支持细胞轮廓不清,核常呈不规则形,核染色质稀疏,染色浅,核仁明显。相邻支持细胞侧面近基部的胞膜形成紧密连接,将生精上皮分成基底室和近腔室两部分。

生精小管与血液之间,存在着血-睾屏障,其组成包括间质的血管内皮及其基膜、结缔组织、生精上皮基膜和支持细胞紧密连接。紧密连接是构成血-睾屏障的主要结构。

四、思考题

(一)单项选择题

1. 组成生精小管的上皮细胞是　　　　　　　　　　　　　　　　　　　　(　)

　　A. 支持细胞和间质细胞　　B. 支持细胞和生精细胞　　C. 支持细胞和精子细胞

　　D. 生精细胞和间质细胞　　E. 生精细胞和精子

2. 下列细胞中,体积最大的是　　　　　　　　　　　　　　　　　　　　(　)

　　A. 精原细胞　　　　　　　B. 初级精母细胞　　　　　C. 次级精母细胞

　　D. 精子细胞　　　　　　　　E. 精子头部

3. 下述关于生精细胞分裂的叙述,哪项是错误的　　　　　　　　　　（　　）

　　A. 精原细胞以有丝分裂增殖

　　B. 精子细胞不能进行分裂

　　C. 一个次级精母细胞经过分裂,产生两个精子细胞

　　D. 一个初级精母细胞经过一次成熟分裂产生四个精子细胞

　　E. 两次成熟分裂中 DNA 仅复制一次,染色体减半成为单倍体细胞

4. 精子发生的干细胞是　　　　　　　　　　　　　　　　　　（　　）

　　A. 间质细胞　　　　　　B. 精原细胞　　　　　　C. 初级精母细胞

　　D. 次级精母细胞　　　　E. 精子细胞

5. 下述哪项不是精子的结构特点　　　　　　　　　　　　　　（　　）

　　A. 细胞核浓缩构成头部

　　B. 核的前 2/3 覆盖有顶体

　　C. 尾部分颈段、中段、主段和末段

　　D. 精子尾部的中轴是 9＋2 微管组成的轴丝

　　E. 线粒体呈螺旋状排列在尾部主段轴丝周围

6. 下列关于精子细胞变态成精子的过程,错误的是　　　　　　　（　　）

　　A. 高尔基复合体形成顶体泡

　　B. 细胞核迁移、浓缩,形成精子头

　　C. 线粒体从细胞边缘向鞭毛近段集中

　　D. 中心体并入顶体泡,形成顶体

　　E. 多余胞质丢脱、消失

7. 关于支持细胞的功能,下述哪项错误　　　　　　　　　　　（　　）

　　A. 保护、支持和营养生精细胞

　　B. 可促使生精细胞的位移和精子的释放

　　C. 吞噬清除精子细胞变态中丢脱的胞质残余小体

　　D. 分泌雄激素

　　E. 提供有利于精子发生的微环境

8. 关于睾丸间质细胞,下述哪项错误　　　　　　　　　　　　（　　）

　　A. 是内分泌细胞,分泌雄激素

　　B. 常成群分布

　　C. 位于生精细胞之间

　　D. 呈多边形,胞质嗜酸性

　　E. 睾丸间质细胞之间有缝隙连接和桥粒

9. 精子顶体由下列哪种细胞器演变而来　　　　　　　　　　　（　　）

　　A. 线粒体　　　　　　B. 高尔基复合体　　　　　C. 粗面内质网

　　D. 中心粒　　　　　　E. 溶酶体

10. 血-睾屏障中最主要的结构是　　　　　　　　　　　　　　（　　）

　　A. 结缔组织　　　　　　B. 间质血管内皮　　　　C. 生精小管上皮基膜

　　D. 支持细胞紧密连接　　E. 间质血管内皮的基膜

二、名词解释

血-睾屏障

三、问答题

试述精子形成过程的主要变化。

15. 答案

第十六章　女性生殖系统

一、实验目的

1.掌握卵巢的一般结构、发育各阶段卵泡的形态结构。

2.熟悉黄体、间质腺的组织结构。

3.熟悉子宫内膜的结构及周期性变化。

二、实验内容

(一)卵巢

材料:猫卵巢切面　　染色:HE

目的:掌握卵巢的一般结构、发育各阶段卵泡的形态结构。

1.显微观察

表面光滑,周边部为皮质,可见许多大小不等的圆形空泡,即卵泡;中央结构疏松部分为髓质。

2.显微观察(图 16-1)

卵巢表面覆有单层扁平或立方上皮,上皮下由致密结缔组织构成白膜。实质部分,其外周是较厚的皮质,有许多大小不一的卵泡;皮质的中央是狭小的髓质,由疏松结缔组织组成,有丰富的血管和淋巴管。

3.高倍观察

着重观察下列内容:

(1)表面生殖上皮:单层立方上皮。

(2)原始卵泡(图 16-2):数量最多,体积最小,分布在皮质的浅层,卵泡中央是一个较大的初级卵母细胞,核圆,染色质稀疏,核仁较明显。初级卵母细胞的周围,紧贴着一层扁平的卵泡细胞。

(3)初级卵泡(图 16-3):卵泡开始生长,中央的初级卵母细胞逐渐增大,卵泡细胞变成单层立方或单层柱状,或分裂成数层。初级卵母细胞与卵细胞之间,出现了淡红色均质的透明带。初级卵泡后期,紧贴透明带的卵泡细胞为柱状,呈放射状排列,称为放射冠。卵泡周围可见卵泡膜。

(4)次级卵泡(图 16-4):又称囊状卵泡,卵泡继续增大,卵泡细胞层次亦随着增多,并出现了许多小的腔隙,尔后由这些小腔隙融合成一个大的卵泡腔。腔内有红色的卵泡液,卵泡细胞形成数层,整齐地贴在卵泡腔的内面,称为颗粒层。初级卵母细胞及周围结构呈丘状向腔内隆起,称为卵丘。初级卵母细胞外透明带、放射冠明显。卵泡膜的内层细胞变成多边形,核卵圆形,细胞间有丰富的毛细血管;外层结缔组织较多。

(5)成熟卵泡:结构同较大的次级卵泡,体积更大,常凸出于卵巢表面,切片中不易见到。

(6)闭锁卵泡:为各级卵泡的退行性变化,表现为:

①卵泡壁塌陷,初级卵母细胞结构不清,细胞核固缩或崩解消失。

②透明带肿胀、断裂、皱缩成不规则的红色团块。

③卵泡细胞退化。

④次级卵泡退化时,其卵泡膜细胞肥大,形成间质腺,其多边形的细胞构成类似黄体细胞。

(7)黄体:为多边形细胞成团排列的结构。位于皮质的深层,须在低倍镜下才能看清其全貌。在高倍镜下观察,颗粒黄体细胞呈多边形,较大,核圆;膜黄体细胞较小,染色稍深。

(8)卵巢基质:为结缔组织,有大量梭形细胞。部分切片可见卵巢一侧的边缘部分有成束的平滑肌纤维和丰富的血管,即为卵巢的门部,其与髓质相通连。

(二)黄体(示教)(图16-5)

材料:猫卵巢部分切面　染色:HE

目的:熟悉黄体的组织结构。

观察:由膜黄体细胞与颗粒黄体细胞组成。颗粒黄体细胞呈多边形,细胞肥大,染色浅;膜黄体细胞较小,染色深,位于黄体边缘或颗粒黄体细胞团之间。

(三)间质腺(示教)(图16-6)

材料:猫卵巢部分切面　染色:HE

目的:了解间质腺的组织结构。

观察:由多边形细胞构成,细胞肥大,胞质内脂滴多,染色浅,在猫及啮齿动物卵巢内间质腺丰富,人类中极少。

(三)增生期子宫内膜(示教)(图16-7)

材料:人子宫切片　染色:HE

目的:增生期子宫内膜的结构特点。

观察:在高倍镜下,增生期子宫内膜的结构为:

(1)上皮:为单层柱状上皮,少数细胞有纤毛。

(2)固有层:可分为两层,功能层为内膜的浅层,较厚,结缔组织内含大量基质细胞。子宫腺上皮为单层柱状,腺细胞着色深,腺腔窄,呈管状。可见三五成群的小动脉横切面,即为螺旋动脉,可伸达内膜的中层。基底层为内膜深层,较薄,基质细胞密集,无螺旋动脉,其内的子宫腺无周期性变化。

(四)分泌期子宫内膜(示教)(图16-8)

材料:人子宫切片　染色:HE

目的:分泌期子宫内膜的结构特点。

观察:在高倍镜下,子宫腺高度弯曲、扩展;固有膜基质细胞增大,细胞间隙亦加大,并可见淡红色均质的血浆渗出(即水肿),白细胞浸润;螺旋动脉切面多,且一直分布到内膜浅层。

三、本章小结

卵巢表面覆盖一层单层扁平或立方的生殖上皮,上皮下方为由薄层致密结缔组织构成的白膜。卵巢的外周部分称皮质,中央为髓质。皮质含有不同发育阶段的卵泡和退变的闭锁卵泡等,部分卵巢可见黄体或间质腺,髓质由疏松结缔组织构成。卵泡由卵母细胞和卵泡细胞组成。卵泡发育是个连续的生长过程,其结构发生一系列变化,一般可分为原始卵泡、初级卵泡、次级卵泡和成熟卵泡四个阶段。初级卵泡和次级卵泡又合称为生长卵泡。

原始卵泡位于皮质浅部,体积小,数量多。卵泡中央有一个初级卵母细胞,周围为单层扁平的卵泡细胞。

初级卵泡由原始卵泡发育形成。此时期的初级卵母细胞体积增大,卵泡细胞由单层扁平变为立方形或柱状,随之细胞增殖成多层(5～6层)。在初级卵泡早期,卵母细胞和卵泡细胞之间出现一层含糖蛋白的嗜酸性膜,称为透明带。卵泡周围的结缔组织中梭形细胞逐渐密集形成卵泡膜内层,它与卵泡细胞之间隔以基膜。

初级卵泡继续生长成为次级卵泡,卵泡体积更大,卵泡细胞增至6～12层,细胞间出现一些不规则的腔隙,并逐渐合并成一个半月形的腔,称为卵泡腔,腔内充满卵泡液。随着卵泡液的增多及卵泡腔的扩大,卵母细胞居于卵泡的一侧,并与其周围的颗粒细胞一起突向卵泡腔,形成卵丘。紧贴透明带的一层柱状卵泡细胞呈放射状排列,称放射冠。分布在卵泡腔周边的卵泡细胞较小,构成卵泡壁,称为颗粒层。在卵泡生长过程中,卵泡膜分化为内、外两层。内层含有较多的多边形或梭形的膜细胞及丰富的毛细血管,膜细胞具有分泌类固醇激素的结构特征,分泌雄激素,雄激素渗入颗粒层细胞后转变为雌激素再释放。外层主要由结缔组织构成,胶原纤维较多,并含有平滑肌纤维。

成熟卵泡的卵泡腔很大,颗粒层甚薄,颗粒细胞也不再增殖。此时的初级卵母细胞又恢复成熟分裂,在排卵前36～48小时完成第一次成熟分裂,产生一个次级卵母细胞和一个很小的第一极体。

成熟卵泡破裂,卵母细胞连同透明带、卵泡细胞和卵泡液一起自卵巢排出的过程称为排卵。排卵时间约在下次月经周期前的第14天。一个月经周期排卵一次,一般每次一个。

成熟卵泡排卵后,残留在卵巢内的卵泡壁塌陷,卵泡膜内的血管和结缔组织伸入颗粒层。在黄体生成素(LH)的作用下,卵泡壁的细胞体积增大,分化为一个体积很大并富含血管的内分泌细胞团,新鲜时呈黄色,称为黄体。卵泡膜细胞分化为膜黄体细胞,颗粒细胞分化为颗粒黄体细胞,颗粒黄体细胞分泌孕激素和松弛素。卵细胞若未受精,黄体仅维持2周,称月经黄体,黄体细胞迅速变小和退化,逐渐被结缔组织取代,称为白体。卵细胞若受精,黄体在胎盘分泌的人绒毛膜促性腺激素(HCG)的作用下继续发育增大,直径可达4～5cm,称妊娠黄体。妊娠黄体可保持6个月,以后也退化为白体。

卵巢的绝大部分卵泡不能发育成熟,它们在卵泡发育的各阶段逐渐退化,退化的卵泡称为闭锁卵泡。晚期次级卵泡闭锁后,卵泡膜细胞增大,形成多边形上皮样细胞,胞质中充满脂滴,形似黄体细胞,并被结缔组织和血管分隔成分散的细胞团索,称为间质腺。

门细胞位于卵巢门近系膜处,细胞结构与睾丸间质细胞相似,分泌雄激素。

子宫壁的内膜由单层柱状上皮和固有层组成。固有层结缔组织内有大量分化程度较低的梭形或星形细胞,称基质细胞。子宫底部和体部的内膜可分为功能层和基底层两层。功能层位于浅部,较厚,自青春期起在卵巢激素的作用下发生周期性剥脱和出血(月经周期)。基底层较薄,位于内膜深部,与肌层相邻,此层无周期性脱落变化,有修复内膜的功能。子宫内膜周期性变化一般分为三期,即月经期(月经周期的第1～4天)、增生期(月经周期的第5～14天,又称卵泡期)和分泌期(月经周期的第15～28天,又称黄体期)。

四、思考题

(一)单项选择题

1. 正常妇女一生排卵的个数大约为　　　　　　　　　　　　　　　　　　　　(　　)
　　A. 100　　　　　　B. 200　　　　　　C. 400　　　　　　D. 1000　　　　　E. 1500

2. 下列有关原始卵泡的叙述,哪项错误　　　　　　　　　　　　　　　　　　(　　)
　　A. 位于皮质浅层　　　　　　B. 体积小　　　　　　　　　　C. 数量最少
　　D. 卵泡细胞仅一层　　　　　E. 有一个初级卵母细胞

3. 初级卵母细胞完成第一次成熟分裂的时间为　　　　　　　　　　　　　　(　　)
　　A. 排卵时　　　　　　　　　B. 排卵后 36～48 小时　　　　C. 生长卵泡期
　　D. 原始卵泡形成时期　　　　E. 排卵前 36～48 小时

4. 下列关于初级卵泡的描述,哪项错误　　　　　　　　　　　　　　　　　　(　　)
　　A. 卵泡细胞呈单层立方或柱状　　　　　B. 卵泡细胞可以有多层
　　C. 出现透明带　　　　　　　　　　　　D. 卵泡细胞与卵母细胞间有缝隙连接
　　E. 卵泡内有卵泡腔

5. 卵巢的间质腺是　　　　　　　　　　　　　　　　　　　　　　　　　　　(　　)
　　A. 次级卵泡闭锁时由卵泡颗粒细胞形成
　　B. 原始卵泡闭锁时由卵泡颗粒细胞形成
　　C. 次级卵泡闭锁时由卵泡膜细胞形成
　　D. 排卵后由卵泡膜细胞形成
　　E. 排卵后由卵泡颗粒细胞形成

6. 月经周期为 28 天的妇女易受孕的时期是　　　　　　　　　　　　　　　(　　)
　　A. 第 1～4 天　　　　　　　B. 第 8～9 天　　　　　　　　C. 第 13～14 天
　　D. 第 18～19 天　　　　　　E. 第 23～24 天

7. 下列关于黄体的描述,哪项错误　　　　　　　　　　　　　　　　　　　　(　　)
　　A. 排卵后,卵泡颗粒层和卵泡膜向卵泡腔内塌陷,卵泡膜的血管和结缔组织伸入颗
　　　　粒层分化形成
　　B. 颗粒黄体细胞和膜黄体细胞协同分泌雌激素
　　C. 膜黄体细胞分泌孕激素
　　D. 颗粒黄体细胞数量多,胞体大,位于中央
　　E. 膜黄体细胞位于周边,胞体小,染色较深,数量少

8. 下列关于子宫内膜的描述,哪项错误　　　　　　　　　　　　　　　　　　(　　)
　　A. 由单层柱状上皮和固有层组成　　　　B. 固有层有分化程度较高的基质细胞
　　C. 上皮内固有层内陷形成子宫腺　　　　D. 功能层较厚,可发生周期性变化
　　E. 基底层子宫腺在月经期增生能修复功能层

9. 下述关于生长卵泡结构的叙述,哪项是错误的　　　　　　　　　　　　　(　　)
　　A. 卵母细胞处于初级卵母细胞阶段　　　B. 卵丘形成
　　C. 透明带形成　　　　　　　　　　　　D. 卵泡液和卵泡腔出现
　　E. 卵母细胞完成两次成熟分裂

10. 排卵时成熟卵泡内的卵细胞是　　　　　　　　　　　　　　　　　　　　(　　)

　　A.卵原细胞　　　　　　B.初级卵母细胞　　　　　　C.次级卵母细胞
　　D.成熟的卵细胞　　　　E.卵泡细胞

(二)名词解释

1.卵泡

2.放射冠

3.闭锁卵泡

(三)问答题

1.试述次级卵泡的结构。

2.试述黄体的形成、演变和功能。

3.试述子宫内膜的结构、子宫内膜周期性变化的特点。

16.答案

第十七章　胚胎学

　　胚胎学是研究个体发生、生长和发育的科学。多采用解剖学和组织学技术、方法来研究胚胎发育的形态演变规律。在胚胎学的学习过程中,需要注重时间、空间、结构三者的动态变化过程,胚胎各系统发生的过程及各系统发生的相关性。

　　由于人体胚胎材料大多难以观察且材料难得,多以模型观察为主,辅以实物标本、图片、多媒体、录像等,以帮助同学理解胚胎各个不同发育阶段的主要结构及演变过程,熟悉常见先天性畸形的形成原因及形态特点。

一、实验目的

　　1.掌握受精、卵裂、胚泡形成与植入。

　　2.掌握胚层形成与胚盘。

　　3.掌握胎膜与胎盘。

　　4.熟悉胚层分化。

　　5.熟悉双胎和多胎。

二、观察实物标本

(一)正常胚胎及附属结构

　　(1)胚胎:观察第 8 周、12 周、16 周、20 周、24 周、28 周、32 周及 38 周的正常胚胎。

　　(2)胎盘:足月的胎盘为圆盘形,中央厚而周边薄。有两个面:母体面凹凸不平,可见胎盘小叶;胎儿面光滑,表面覆以羊膜,近中央有脐带附着。

　　(3)胎膜:卵黄囊、尿囊均已退化。脐带一端连于胎盘,一端为断端,脐带表面覆盖光滑的羊膜,可见脐静脉缠绕于脐动脉上走行,使脐带表面凹凸不平,从断面上可见到 3 条脐血管。羊膜呈半透明薄膜,覆盖于脐带、胎盘的胎儿面,并从胎盘边缘反折衬于平滑绒毛膜内表面。

　　(4)双胎、多胎(略)。

(二)先天性畸形

　　在观察畸形胚胎时,要根据所学知识来判断各种畸形形成的原因。观察常见的以下几种先天性畸形:

　　(1)畸胎瘤:包入畸胎、颅底畸胎瘤。

　　(2)颜面畸形:吻状鼻合并无下颌畸形、吻状鼻、独眼合并脐疝、颜面畸形、颜面畸形合并上肢缺如、下颌发育不良伴肢体畸形。

　　(3)神经系统发育畸形:无脑儿、脑积水、脑膜膨出、脊柱裂。

三、本章小结

(一)受精、卵裂、胚泡形成与植入(第 1 周)

精子的获能:精子头的外表有一层能阻止顶体酶释放的糖蛋白,精子在子宫和输卵管的运行过程中,该糖蛋白被女性生殖管道分泌物中的酶降解,从而获得受精能力,此现象称获能。精子在女性生殖管道内的受精能力一般可维持 1 天。

受精:是精子穿入卵子形成受精卵的过程,它始于精子细胞膜与卵子细胞膜的接触,终于两者细胞核的融合。

顶体反应:当获能的精子与卵丘相遇时,它首先与卵丘周围的放射冠接触。这时精子顶体的前膜即与表面的细胞膜融合,继而破裂形成许多小孔,顶体内含的酶(酸性水解酶)逐渐释放出来,精子顶体的这种变化为顶体反应。

透明带反应:受精开始时,精子头侧的细胞膜与卵细胞膜融合,随即精子的细胞核和细胞质进入卵细胞内。精子进入卵细胞后,卵细胞浅层细胞质内的皮质颗粒立即释放溶酶体酶样物质,使透明带中的 ZP3 糖蛋白分子结构发生变化,从而阻止其他精子穿越透明带,称透明带反应。这一反应保证了正常的单精受精,在极少的情况下,两个精子同时进入卵子形成三倍体细胞的胚胎,此种胚胎均流产或出生后很快死亡。

受精卵:在精子穿入卵细胞的刺激下,次级卵母细胞很快完成第二次减数分裂,形成一个卵子和一个第二极体,进入卵子内的雄元核与雌元核结合形成二倍体的受精卵,又称合子。

卵裂:受精后约 30 小时,受精卵分裂为两个卵裂球(一个较大,一个较小),大的卵裂球又很快分成两个等大的卵裂球,而此时小卵裂球尚未分裂,呈 3 个细胞状态。受精后第 3 天,已形成 12~16 个卵裂球的实心胚,貌似桑椹,又称桑椹胚。

胚泡:受精后第 4 天,桑椹胚已发育成胚泡。胚泡由三部分构成,即滋养层、内细胞群和胚泡腔。

植入:开始于受精后第 5~6 天,完成于受精后第 11~12 天。植入时,透明带已经完全消失,胚泡的内细胞群侧滋养层先与子宫内膜接触,并将其溶解,逐渐埋于子宫内膜,滋养层细胞在植入过程中增殖分化为外层的合体滋养层和内层的细胞滋养层。胚泡植入后的子宫内膜称为蜕膜,根据蜕膜与胚体植入的位置关系,将蜕膜分为基蜕膜、包蜕膜和壁蜕膜三部分。

(二)胚层形成与胚盘(第 2~3 周)

1. 二胚层胚盘的形成(第 2 周)

(1)上胚层和下胚层的形成:

胚盘:内细胞群近胚泡腔面形成一层立方形细胞,为下胚层(初级内胚层),邻近滋养层一侧的细胞成为一层柱状细胞,为上胚层(初级外胚层),上胚层与下胚层连同两层间的基膜形成二胚层胚盘,即胚盘。

羊膜腔:受精后第 8 天,上胚层细胞增殖,且细胞团之间出现一个腔隙,称羊膜腔,其腔壁称羊膜囊。羊膜腔顶部的一层细胞(称羊膜细胞,扁平形)紧贴细胞滋养层,形成早期羊膜。

卵黄囊:受精后第 9 天,下胚层细胞增生形成一层扁平细胞沿周缘向腹侧胚泡腔延伸,包卷围成一个囊腔即为卵黄囊(初级卵黄囊),卵黄囊的顶为下胚层细胞。

此时二胚层胎盘的上胚层为羊膜腔的底,下胚层为卵黄囊的顶。

(2)胚外中胚层:受精后第10~11天,初级卵黄囊与细胞滋养层之间出现一些散在星形细胞的疏松网状组织,称胚外中胚层;受精后第12天,胚外中胚层内出现的腔为胚外体腔。

(3)体蒂:受精后第14天左右,随着胚外体腔的扩大,胚外体腔包裹了卵黄囊、二胚层和羊膜囊的大部分,这些结构与滋养层之间以胚外中胚层束连接,即体蒂。

2.三胚层胚盘的形成(第3周)

(1)三胚层胚盘的形成:受精后第13天,胚盘尾侧中轴线处上胚层的细胞增殖形成一条纵行的细胞索,称原条。原条头端膨大形成原结,其细胞下陷形成原凹,原条背侧凹陷成一条纵沟,即为原沟。原沟部分细胞伸入上、下胚层间形成中胚层;另一部分细胞迁移到下胚层并逐渐替换全部下胚层,形成新的内胚层;同时原上胚层称外胚层。至此,内胚层、中胚层和外胚层组成的三胚层胚盘形成。

(2)胚盘腹面观:胚盘腹面为内胚层,周边连于卵黄囊。

(3)胚盘背面观:胚盘背面为外胚层,周边连于羊膜囊。

(4)胚盘横切面观:在内、外胚层间夹有胚内中胚层。

(5)在胚盘头侧内、外胚层之间有一紧密相贴的部位,即口咽膜,在胚盘的尾侧亦有一内、外胚层紧密相贴的部位,称泄殖腔膜。原结前方的内、外胚层间有脊索。

(三)三胚层形成与胚层分化(第4~8周)

1.胚体的形成

受精后第3~4周,胚盘形成神经管、脊索和体节。胚盘中轴生长速度快于两端;头尾生长速度又快于两侧,结果胚体向背侧隆起,胚盘边缘向腹侧包卷,形成头褶、尾褶和侧褶,扁平的胚盘就变成圆柱状的胚体。口咽膜、生心区和泄殖腔膜均转到腹侧。第8周末,胚体外表可见眼、耳、鼻和上下肢芽,已初具人形。

2.胚层分化

(1)外胚层分化:脊索背面的外胚层增厚形成神经板,神经板两侧缘向背部隆起形成神经褶,其中央下凹为神经沟,两侧神经褶在中线靠拢融合成神经管,神经管头尾两端各有一孔,即前、后神经孔,分别在第25天和第27天闭合,以后分别分化成脑泡和脊髓等。神经板外侧缘部分细胞迁移到神经管北侧,形成一条细胞索,该细胞索再分为两条,分列于神经管的背外侧,称神经嵴,为周围神经系统的原基。

(2)中胚层分化:中轴线两侧的中胚层由内向外分化为轴旁中胚层、间介中胚层和侧中胚层。靠近脊索的中胚层形成纵列的细胞索,为轴旁中胚层,以后轴旁中胚层形成块状的体节;体节外侧为间介中胚层;间介中胚层的外侧部分为侧中胚层,侧中胚层又分为体壁中胚层和脏壁中胚层,其中的腔隙为胚内体腔,侧中胚层在口咽膜前缘相会,成为生心区。

(3)内胚层的分化:在胚体形成的同时,内胚层卷折形成原始消化管。原始消化管将分化为消化管、消化腺、呼吸道和肺的上皮组织,以及中耳、甲状腺、甲状旁腺、胸腺、膀胱和阴道等的上皮组织。

(四)胎膜与胎盘

1.胎膜

胎膜:包括绒毛膜、羊膜囊、卵黄囊、尿囊和脐带。

绒毛膜:由滋养层和衬于其内的胚外中胚层组成。胚泡植入子宫壁后,滋养层细胞迅速增殖为外面的合体滋养层和内面的细胞滋养层两层。受精后第 11 天,细胞滋养层增生,一部分细胞滋养层向外突入合体滋养层,向表面伸出指状突起,为初级绒毛干;第 3 周时,胚外中胚层伸入绒毛干内,改称次级绒毛干;当绒毛干内的胚外中胚层形成血管并与胚体血管相连时,则称三级绒毛干。各级绒毛干上的突起称绒毛。邻近基蜕膜部分为丛密绒毛膜,面向包蜕膜的部分为平滑绒毛膜。

羊膜囊:包绕羊膜腔形成的囊状结构,包括羊膜、羊膜腔和羊水。羊膜薄而透明,由一层羊膜上皮和薄层胚外中胚层构成。羊水内含胎儿分泌物、排泄物及脱落上皮,足月妊娠时羊水约 1000～1500ml。

卵黄囊:位于胚体腹侧,其壁由内胚层与胚外中胚层构成。卵黄囊逐渐缩小、退化,在脐带形成时包入脐带内。

尿囊:在卵黄囊尾侧由原肠突入体带内的小囊。尿囊壁的尿囊动脉、尿囊静脉演变为脐动脉、脐静脉。

脐带:连于胚胎脐部与丛密绒毛膜之间的索状结构,外包羊膜,内含结缔组织、卵黄囊、体蒂、尿囊及血管等结构。足月胎儿脐带长 40～60cm,直径 1.5～2.0cm。

2.胎盘

胎盘由胎儿的丛密绒毛膜和母体的基蜕膜构成。其胎儿面光滑,表面覆以羊膜,脐带附于其上;母体面粗糙,基蜕膜形成的胎盘隔把胎盘分成 15～30 个胎盘小叶。足月胎儿胎盘直径 15～20cm,重约 500g。胎儿血与母体血在胎盘内物质交换通过的结构称胎盘膜,又称胎盘屏障,由绒毛内毛细血管内皮及基膜、滋养层细胞及基膜和两层基膜间的少量结缔组织组成。

(五)双胎、多胎

(1)双卵双胎:来自两个受精卵者称双卵双胎。

(2)单卵双胎:来自一个受精卵者称单卵双胎。根据两个体分离时期不同,主要分为:

①卵裂期分离,两个体各自独立的绒毛膜、羊膜囊和胎盘。

②胚泡期内细胞分离,两个体共用绒毛膜和融合的胎盘,但羊膜囊独立。

③胚盘期原条分离,两个体共用一个绒毛膜囊、一个羊膜囊和一个胎盘。

四、思考题

(一)单项选择题

1.初级卵母细胞开始和完成第一次成熟分裂的时期分别为 （ ）

    A.开始于出生前,完成在青春期后   B.开始于青春期后,完成在受精后

    C.均在青春期后   D.均在出生前

    E.均在出生后

2.生精细胞完成第二次成熟分裂的时间在 （ ）

    A.精原细胞增殖期   B.精母细胞成熟分裂期   C.初级精母细胞分裂期

D. 次级精母细胞分裂期　　E. 精子细胞分裂期

3. 排卵后,卵细胞保持受精能力的时间约为　　　　　　　　　　　　（　　）

　　A. 8 小时以内　　　　　　　B. 24 小时以内　　　　　　C. 36 小时以内

　　D. 48 小时以内　　　　　　E. 3 天

4. 透明带消失的时期是　　　　　　　　　　　　　　　　　　　　（　　）

　　A. 卵裂开始时　　　　　　B. 4 个细胞时期　　　　　　C. 8 个细胞时期

　　D. 桑椹胚时期　　　　　　E. 胚泡时期

5. 胚胎发育的第 2 周初,最先出现的胚层是　　　　　　　　　　　（　　）

　　A. 外胚层　　　B. 中胚层　　　C. 上胚层　　　D. 胚外中胚层　　　E. 内胚层

6. 参与羊膜囊组成的为　　　　　　　　　　　　　　　　　　　　（　　）

　　A. 内胚层　　　B. 中胚层　　　C. 下胚层　　　D. 上胚层　　　E. 滋养层

7. 参与卵黄囊组成的为　　　　　　　　　　　　　　　　　　　　（　　）

　　A. 外胚层　　　B. 中胚层　　　C. 上胚层　　　D. 下胚层　　　E. 滋养层

8. 胚外体腔是由以下何种胚层细胞间出现间隙而成的　　　　　　　（　　）

　　A. 外胚层　　　B. 中胚层　　　C. 上胚层　　　D. 胚外中胚层　　　E. 滋养层

9. 脊索能诱导何种组织的形成　　　　　　　　　　　　　　　　　（　　）

　　A. 原条　　　B. 神经管　　　C. 卵黄囊　　　D. 羊膜囊　　　E. 胚外中胚层

10. 人类胎膜包括　　　　　　　　　　　　　　　　　　　　　　　（　　）

　　A. 绒毛膜、羊膜囊、卵黄囊、脐带和底蜕膜

　　B. 绒毛膜、羊膜囊、卵黄囊、脐带和包蜕膜

　　C. 绒毛膜、羊膜囊、壁蜕膜、脐带和卵黄囊

　　D. 绒毛膜、羊膜囊、尿囊、卵黄囊和脐带

　　E. 绒毛膜、体蒂、羊膜囊、卵黄囊和脐带

11. 胎盘的结构包括　　　　　　　　　　　　　　　　　　　　　（　　）

　　A. 底蜕膜和平滑绒毛膜　　B. 壁蜕膜和丛密绒毛膜　　　C. 底蜕膜和丛密绒毛膜

　　D. 包蜕膜和丛密绒毛膜　　E. 壁蜕膜和平滑绒毛膜

12. 下列关于桑椹胚的叙述,错误的是　　　　　　　　　　　　　（　　）

　　A. 外包透明带　　　　　　　　　　B. 在输卵管内朝向子宫腔方向移动

　　C. 受精后第 3 天形成　　　　　　　D. 受精后第 11～12 天到达子宫腔

　　E. 卵裂球达 12～16 个

13. 下列哪一项不属于胚泡的结构　　　　　　　　　　　　　　　（　　）

　　A. 放射冠　　　B. 滋养层　　　C. 胚泡腔　　　D. 胚泡液　　　E. 内细胞群

14. 下列关于正常植入的必备条件的叙述,错误的是　　　　　　　（　　）

　　A. 桑椹胚按时进入子宫腔　　　　　B. 子宫内膜处于增生期

　　C. 桑椹胚发育至胚泡　　　　　　　D. 透明带准时消失

　　E. 子宫腔内无异物

15. 下列哪项不属于脐带的成分　　　　　　　　　　　　　　　　（　　）

　　A. 羊膜　　　B. 胚外体腔　　　C. 卵黄囊　　　D. 脐动、静脉　　　E. 尿囊

16. 构成胎盘母体部分是　　　　　　　　　　　　　　　　　　　（　　）

　　A. 壁蜕膜　　　B. 包蜕膜　　　C. 平滑绒毛膜　　　D. 底蜕膜　　　E. 丛密绒毛膜

17.胚泡植入开始的时间是受精后 　　　　　　　　　　　　　　（　　）
　　A.第 4～5 天　　　　　　B.第 5～6 天　　　　　　　C.第 6～7 天
　　C.第 7～8 天　　　　　　E.第 8～9 天
18.神经板组织来源于 　　　　　　　　　　　　　　　　　　　（　　）
　　A.外胚层　　B.中胚层　　　C.内胚层　　　D.胚外中胚层　　E.滋养层
19.原始消化管来源于 　　　　　　　　　　　　　　　　　　　（　　）
　　A.外胚层　　B.中胚层　　　C.内胚层　　　D.上胚层　　　E.滋养层
20.胚胎发育的分期中,胎期开始于 　　　　　　　　　　　　　（　　）
　　A.第 8 周初　B.第 9 周初　　C.第 12 周初　　D.第 16 周初　　E.第 16 周末

二、名词解释

1.精子的获能

2.顶体反应

3.透明带反应

4.卵裂

5.植入

6.羊膜腔

7.卵黄囊

8. 原条

9. 绒毛膜

10. 胎盘

17. 答案

组织学与胚胎学实验报告

专业_____ 年级、班级_____ 日期_____

姓名_____ 学号_____

实验名称_____

标本名称_____ 标本来源_____

染色方法_____ 放大倍数_____

组织学与胚胎学实验报告

专业_____ 年级、班级_____ 日期_____

姓名_____ 学号_____

实验名称_____

标本名称_____ 标本来源_____

染色方法_____ 放大倍数_____

组织学与胚胎学实验报告

专业_____   年级、班级_____   日期_____

姓名_____   学号_____

实验名称_____

标本名称_____   标本来源_____

染色方法_____   放大倍数_____

组织学与胚胎学实验报告

专业_____ 年级、班级_____ 日期_____

姓名_____ 学号_____

实验名称_____

标本名称_____ 标本来源_____

染色方法_____ 放大倍数_____

组织学与胚胎学实验报告

专业_____ 年级、班级_____ 日期_____

姓名_____ 学号_____

实验名称_____

标本名称_____ 标本来源_____

染色方法_____ 放大倍数_____

组织学与胚胎学实验报告

专业_____ 年级、班级_____ 日期_____

姓名_____ 学号_____

实验名称_____

标本名称_____ 标本来源_____

染色方法_____ 放大倍数_____

组织学与胚胎学实验报告

专业_____ 年级、班级_____ 日期_____

姓名_____ 学号_____

实验名称_____

标本名称_____ 标本来源_____

染色方法_____ 放大倍数_____

组织学与胚胎学实验报告

专业_____   年级、班级_____   日期_____

姓名_____   学号_____

实验名称_____

标本名称_____   标本来源_____

染色方法_____   放大倍数_____

彩　图

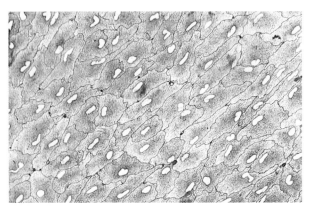

图 2-1　单层扁平上皮（表面观）　低倍

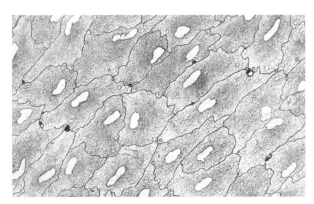

图 2-2　单层扁平上皮（表面观）　高倍

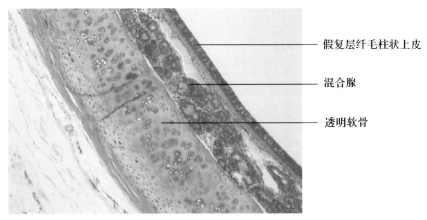

　　　　　　　　　　　　　　　　　　假复层纤毛柱状上皮

　　　　　　　　　　　　　　　　　　混合腺

　　　　　　　　　　　　　　　　　　透明软骨

图 2-3　假复层纤毛柱状上皮　放大倍数 50×

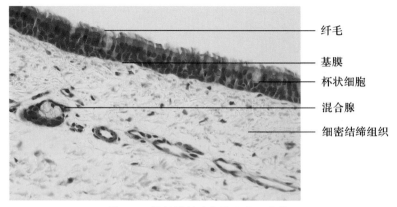

纤毛
基膜
杯状细胞
混合腺
细密结缔组织

图 2-4　假复层纤毛柱状上皮　高倍

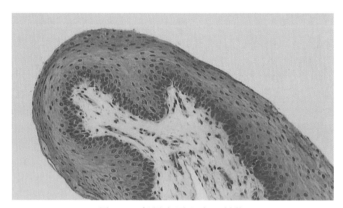

图 2-5　复层扁平上皮　低倍

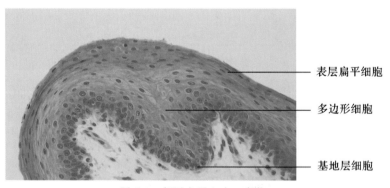

表层扁平细胞
多边形细胞
基地层细胞

图 2-6　复层扁平上皮　高倍

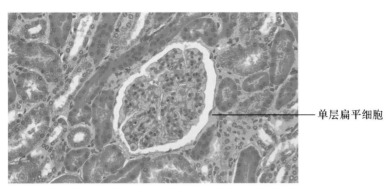

————单层扁平细胞

图 2-7　单层扁平上皮　高倍

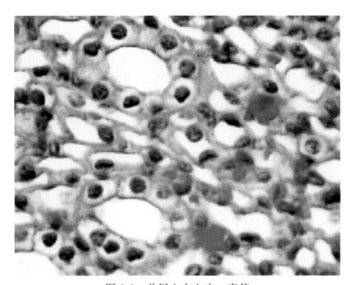

图 2-8　单层立方上皮　高倍

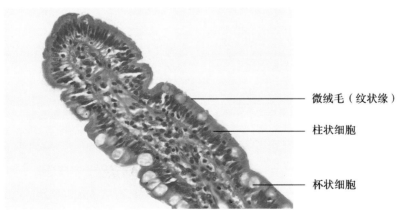

————微绒毛（纹状缘）

————柱状细胞

————杯状细胞

图 2-9　单层柱状上皮　高倍

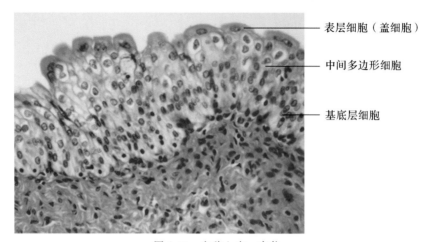

表层细胞（盖细胞）

中间多边形细胞

基底层细胞

图 2-10　变移上皮　高倍

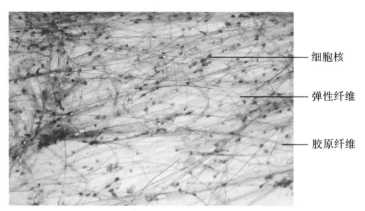

细胞核

弹性纤维

胶原纤维

图 3-1　疏松结缔组织　低倍

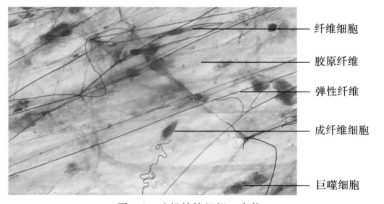

纤维细胞

胶原纤维

弹性纤维

成纤维细胞

巨噬细胞

图 3-2　疏松结缔组织　高倍

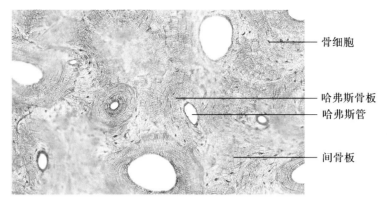

骨细胞

哈弗斯骨板

哈弗斯管

间骨板

图 3-3　骨磨片　低倍

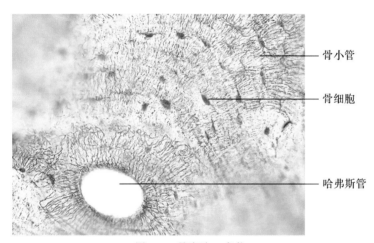

骨小管

骨细胞

哈弗斯管

图 3-4　骨磨片　高倍

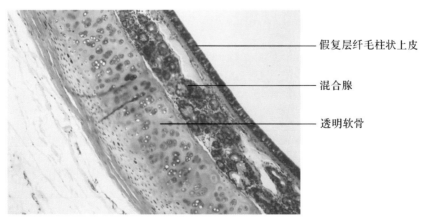

假复层纤毛柱状上皮

混合腺

透明软骨

图 3-5　软骨组织　放大倍数 50×

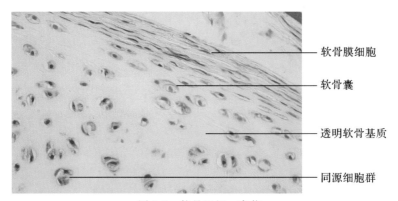

软骨膜细胞

软骨囊

透明软骨基质

同源细胞群

图 3-6　软骨组织　高倍

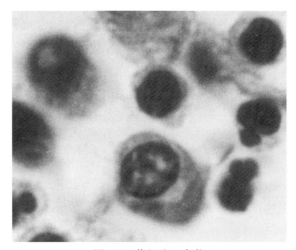

图 3-7　浆细胞　高倍

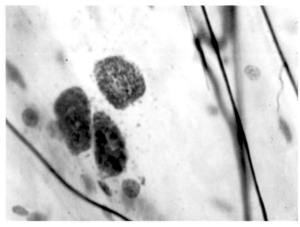

图 3-8　肥大细胞　高倍

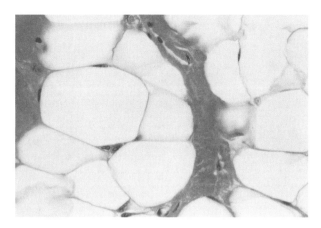

图 3-9　脂肪组织　高倍

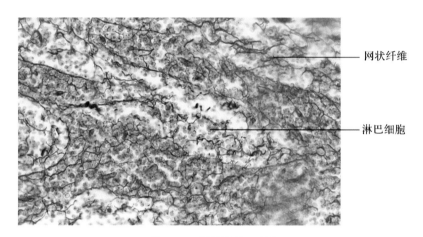

网状纤维

淋巴细胞

图 3-10　网状组织　高倍

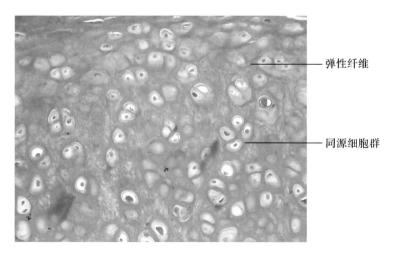

弹性纤维

同源细胞群

图 3-11　弹性软骨　高倍

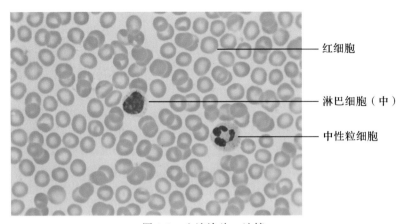

红细胞

淋巴细胞（中）

中性粒细胞

图 4-1　血液涂片　油镜

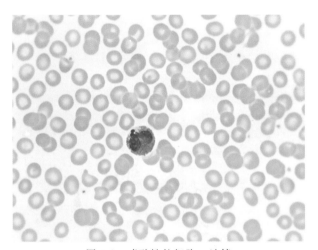

图 4-2　嗜酸性粒细胞　油镜

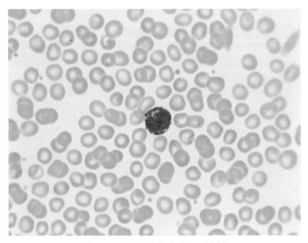

图 4-3　嗜碱性粒细胞　油镜

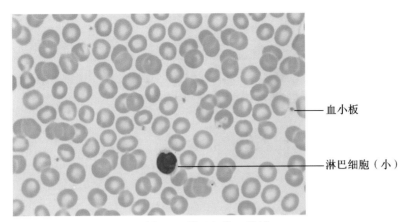

图 4-4　淋巴细胞　油镜

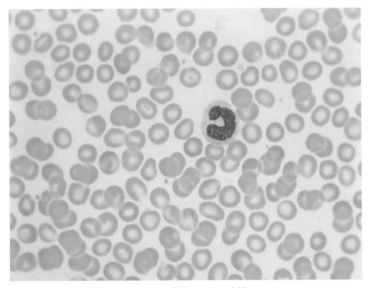

图 4-5　单核细胞　油镜

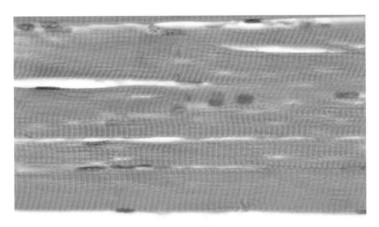

图 5-1　骨骼肌的纵切面　高倍

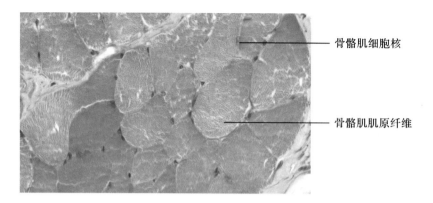

骨骼肌细胞核

骨骼肌肌原纤维

图 5-2   骨骼肌的横切面   高倍

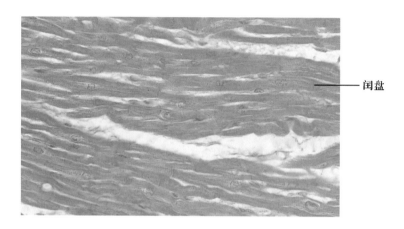

闰盘

图 5-3   心肌的纵切面   高倍

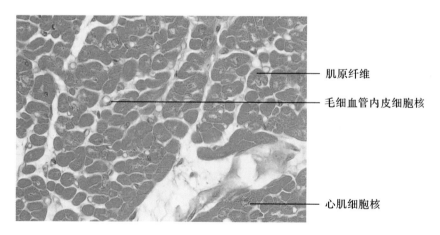

肌原纤维

毛细血管内皮细胞核

心肌细胞核

图 5-4   心肌的横切面   高倍

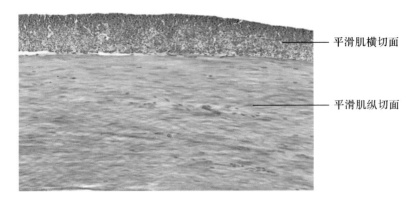

平滑肌横切面

平滑肌纵切面

图 5-5　小肠平滑肌　低倍

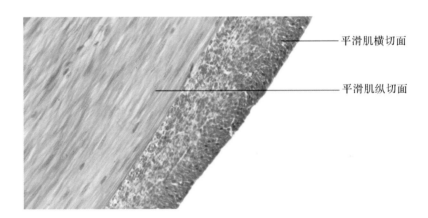

平滑肌横切面

平滑肌纵切面

图 5-6　小肠平滑肌　高倍

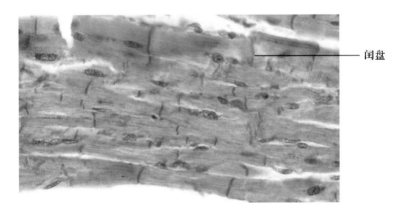

闰盘

图 5-7　心肌纤维闰盘　高倍

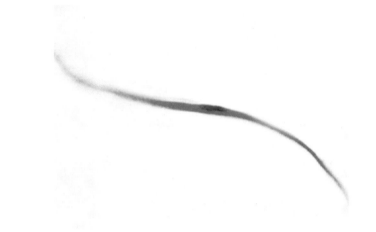

图 5-8　平滑肌纤维　高倍

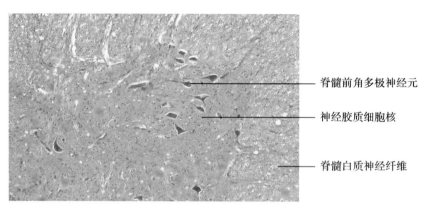

————————— 脊髓前角多极神经元

————————— 神经胶质细胞核

————————— 脊髓白质神经纤维

图 6-1　脊髓灰质前角　低倍

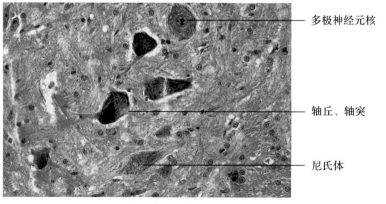

————————— 多极神经元核

————————— 轴丘、轴突

————————— 尼氏体

图 6-2　脊髓灰质前角多极神经元　高倍

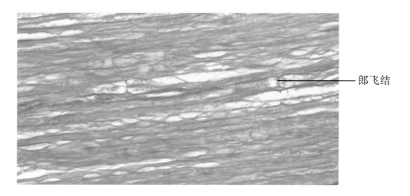

图 6-3　有髓神经纤维　高倍

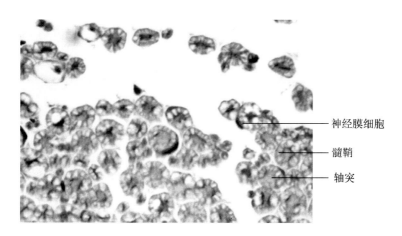

图 6-4　有髓神经纤维（横切）　高倍

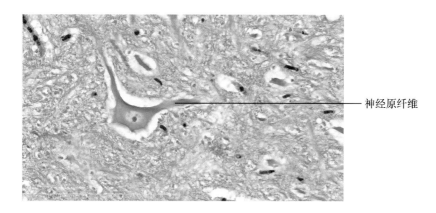

图 6-5　神经原纤维　高倍

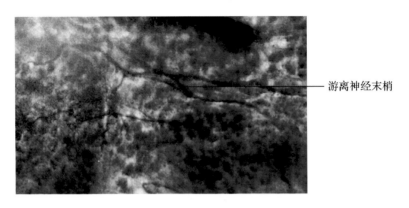

图 6-6　游离神经末梢　高倍

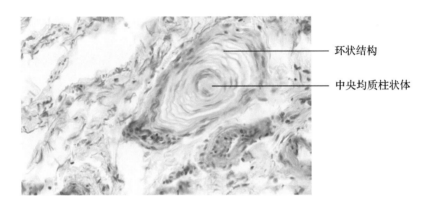

图 6-7　环层小体　高倍

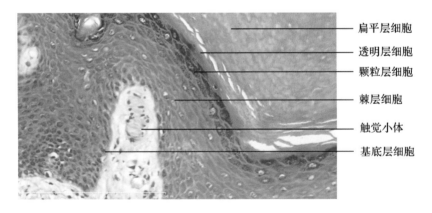

图 6-8　触觉小体　高倍

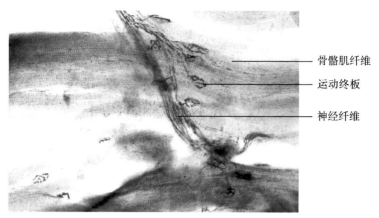

图 6-9　运动终板　高倍

骨骼肌纤维
运动终板
神经纤维

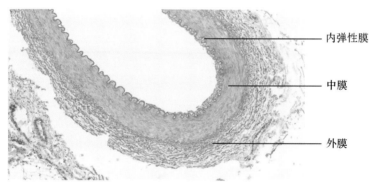

图 7-1　中动脉　低倍

内弹性膜
中膜
外膜

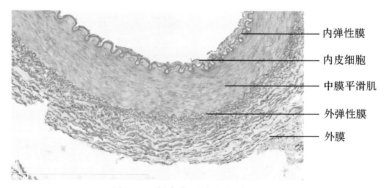

图 7-2　中动脉　放大倍数 200×

内弹性膜
内皮细胞
中膜平滑肌
外弹性膜
外膜

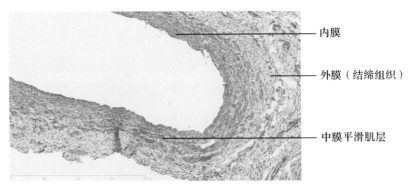

图 7-3　中静脉　放大倍数 200×

内膜

外膜（结缔组织）

中膜平滑肌层

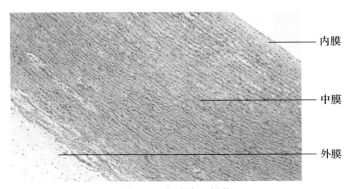

图 7-4　大动脉　低倍

内膜

中膜

外膜

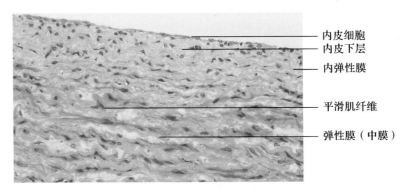

图 7-5　大动脉　高倍

内皮细胞

内皮下层

内弹性膜

平滑肌纤维

弹性膜（中膜）

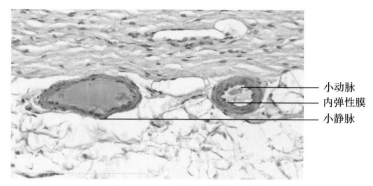

图 7-6　小动脉、小静脉　低倍

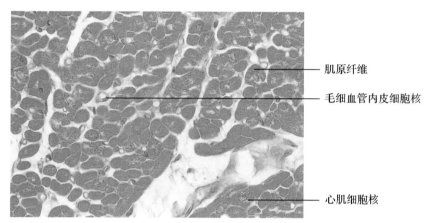

图 7-7　毛细血管　高倍

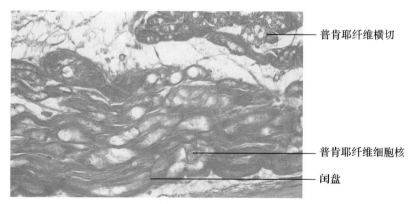

图 7-8　普肯耶纤维　高倍

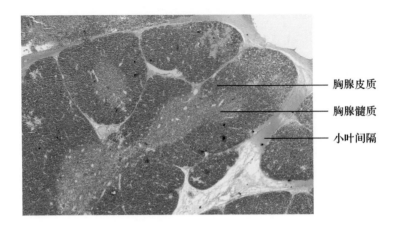

图 8-1　胸腺　放大倍数 50×

胸腺皮质
胸腺髓质
小叶间隔

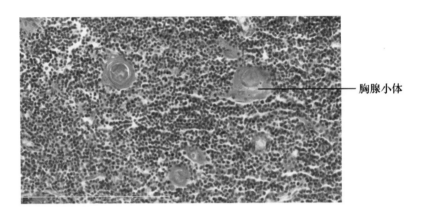

图 8-2　胸腺　高倍

胸腺小体

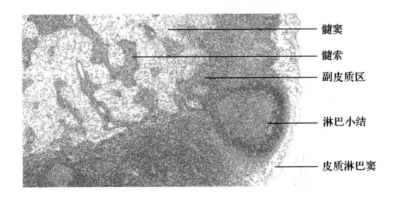

图 8-3　淋巴结　低倍

髓窦
髓索
副皮质区
淋巴小结
皮质淋巴窦

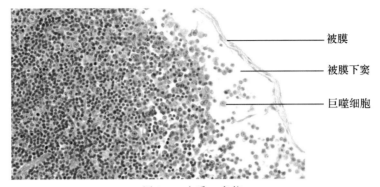

被膜

被膜下窦

巨噬细胞

图 8-4　皮质　高倍

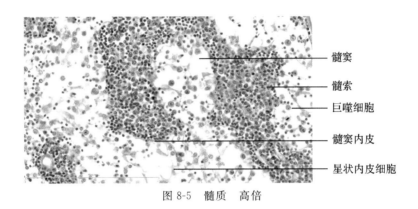

髓窦

髓索

巨噬细胞

髓窦内皮

星状内皮细胞

图 8-5　髓质　高倍

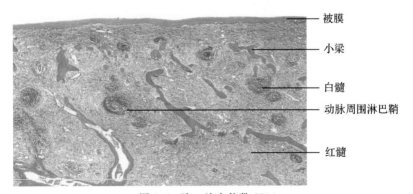

被膜

小梁

白髓

动脉周围淋巴鞘

红髓

图 8-6　脾　放大倍数 25×

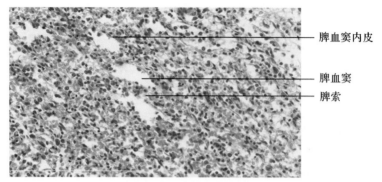

图 8-7　脾红髓　高倍

脾血窦内皮

脾血窦

脾索

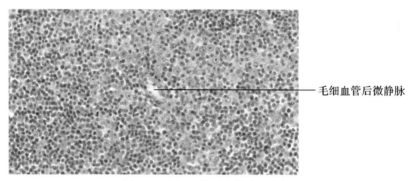

图 8-8　毛细血管后微静脉　高倍

毛细血管后微静脉

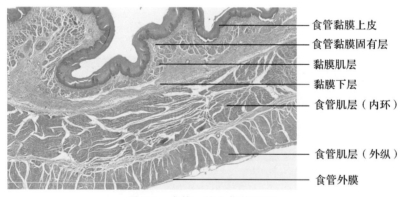

图 9-1　食管　放大倍数 25×

食管黏膜上皮

食管黏膜固有层

黏膜肌层

黏膜下层

食管肌层（内环）

食管肌层（外纵）

食管外膜

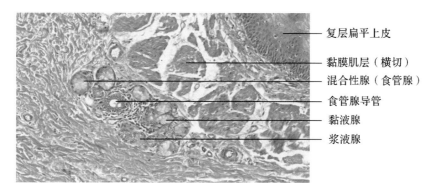

复层扁平上皮
黏膜肌层（横切）
混合性腺（食管腺）
食管腺导管
黏液腺
浆液腺

图 9-2　食管腺　放大倍数 200×

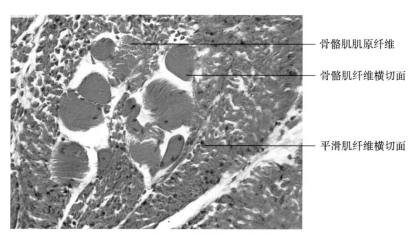

骨骼肌肌原纤维
骨骼肌纤维横切面
平滑肌纤维横切面

图 9-3　食管肌层　高倍

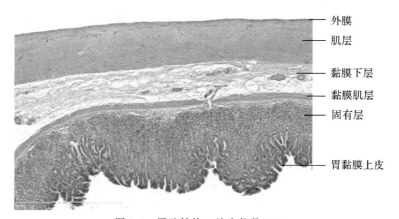

外膜
肌层
黏膜下层
黏膜肌层
固有层
胃黏膜上皮

图 9-4　胃壁结构　放大倍数 50×

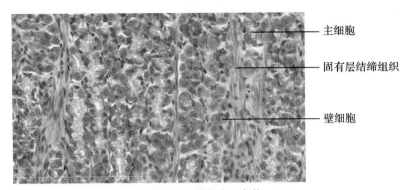

　主细胞

　固有层结缔组织

　壁细胞

图 9-5　胃底腺　高倍

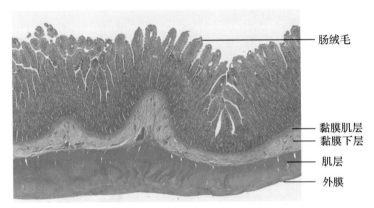

　肠绒毛

　黏膜肌层
　黏膜下层
　肌层
　外膜

图 9-6　空肠　放大倍数 25×

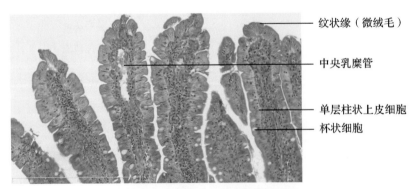

　纹状缘（微绒毛）

　中央乳糜管

　单层柱状上皮细胞
　杯状细胞

图 9-7　小肠绒毛　放大倍数 200×

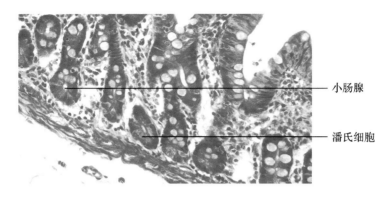

小肠腺

潘氏细胞

图 9-8 肠腺 高倍

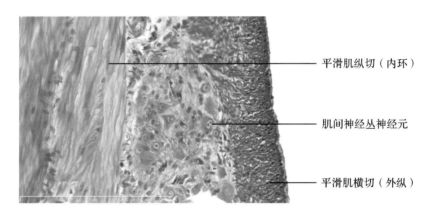

平滑肌纵切（内环）

肌间神经丛神经元

平滑肌横切（外纵）

图 9-9 肌间神经丛 高倍

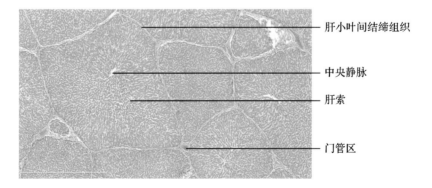

肝小叶间结缔组织

中央静脉

肝索

门管区

图 9-10 兔肝 放大倍数 50×

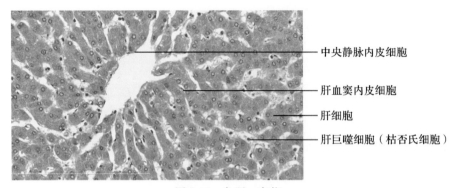

图 9-11　兔肝　高倍

中央静脉内皮细胞
肝血窦内皮细胞
肝细胞
肝巨噬细胞（枯否氏细胞）

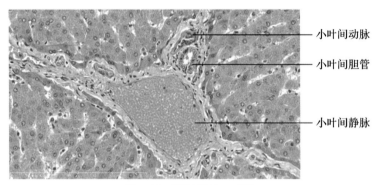

图 9-12　肝门管区　高倍

小叶间动脉
小叶间胆管
小叶间静脉

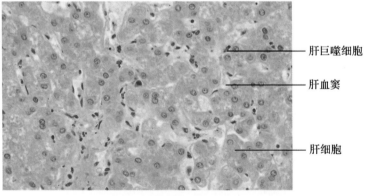

图 9-13　肝巨噬细胞（库普弗细胞）　高倍

肝巨噬细胞
肝血窦
肝细胞

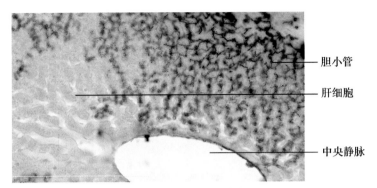

图 9-14　胆小管　高倍

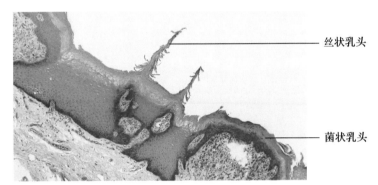

图 9-15　丝状乳头、菌状乳头　低倍

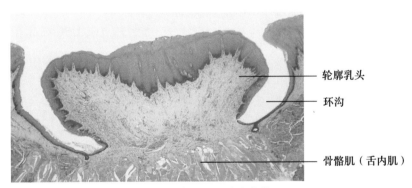

图 9-16　轮廓乳头　放大倍数 40×

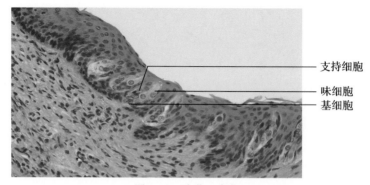

图 9-17 味蕾 高倍

支持细胞
味细胞
基细胞

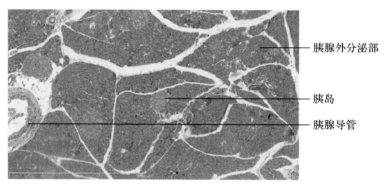

图 9-18 胰腺 低倍

胰腺外分泌部
胰岛
胰腺导管

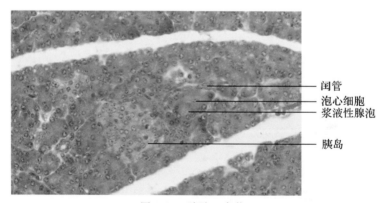

图 9-19 胰腺 高倍

闰管
泡心细胞
浆液性腺泡
胰岛

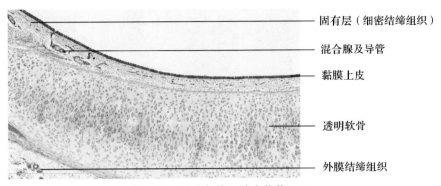

固有层（细密结缔组织）

混合腺及导管

黏膜上皮

透明软骨

外膜结缔组织

图 10-1　主支气管　放大倍数 50×

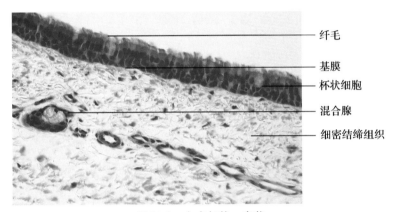

纤毛

基膜

杯状细胞

混合腺

细密结缔组织

图 10-2　主支气管　高倍

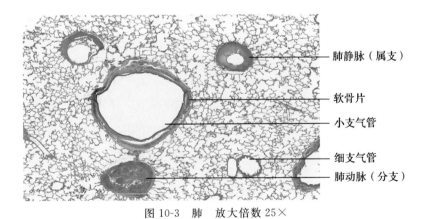

肺静脉（属支）

软骨片

小支气管

细支气管

肺动脉（分支）

图 10-3　肺　放大倍数 25×

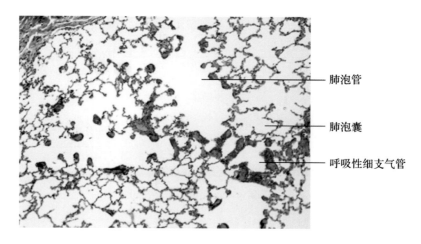

图 10-4　肺　低倍

肺泡管
肺泡囊
呼吸性细支气管

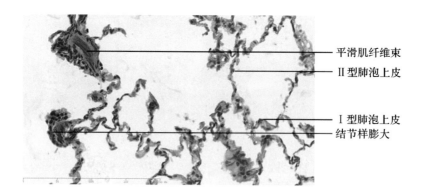

图 10-5　肺　高倍

平滑肌纤维束
Ⅱ型肺泡上皮
Ⅰ型肺泡上皮
结节样膨大

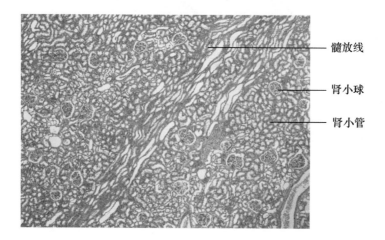

图 11-1　皮质　低倍

髓放线
肾小球
肾小管

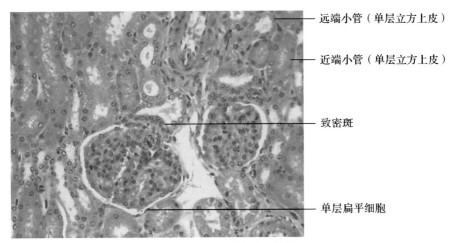

远端小管（单层立方上皮）

近端小管（单层立方上皮）

致密斑

单层扁平细胞

图 11-2 皮质迷路 高倍

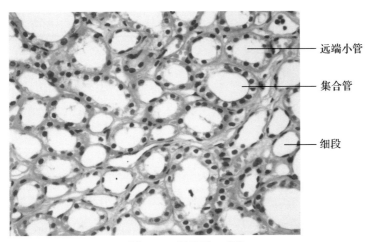

远端小管

集合管

细段

图 11-3 肾髓质 高倍

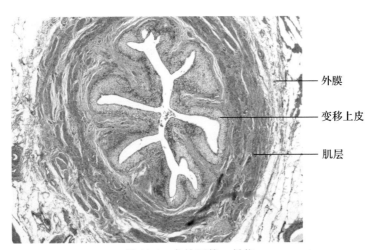

外膜

变移上皮

肌层

图 11-4 兔输尿管 低倍

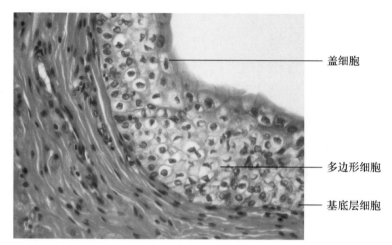

图 11-5　兔输尿管黏膜层　高倍

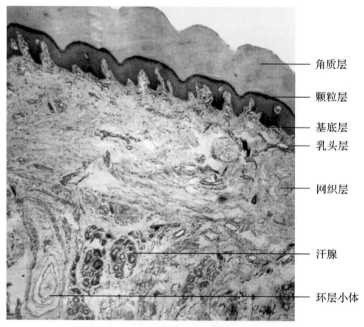

图 12-1　皮肤　放大倍数 40×

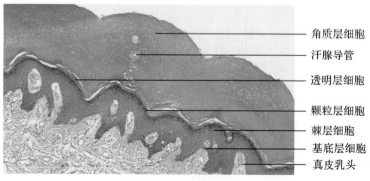

图 12-2　手指皮　低倍

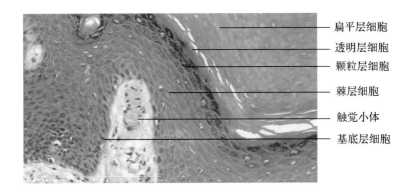

扁平层细胞
透明层细胞
颗粒层细胞
棘层细胞
触觉小体
基底层细胞

图 12-3　手指皮　高倍

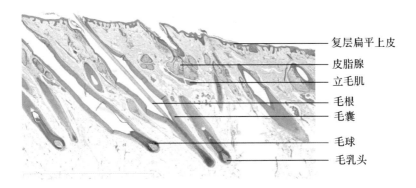

复层扁平上皮
皮脂腺
立毛肌
毛根
毛囊
毛球
毛乳头

图 12-4　人头皮　放大倍数 25×

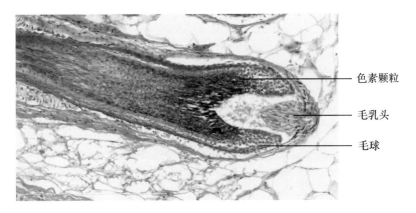

色素颗粒
毛乳头
毛球

图 12-5　毛球　放大倍数 200×

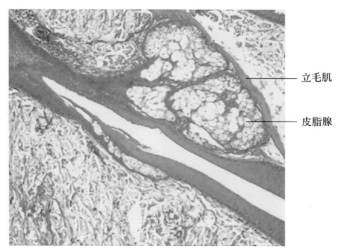

图 12-6　皮脂腺　高倍

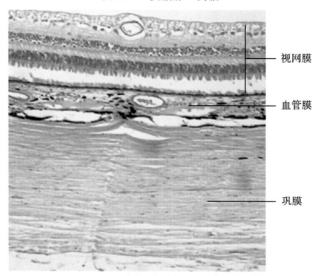

图 13-1　眼球壁　低倍

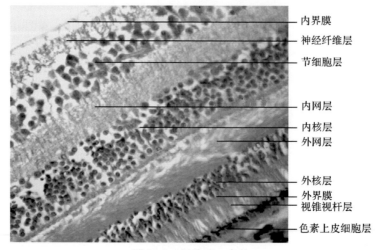

图 13-2　眼球壁　高倍

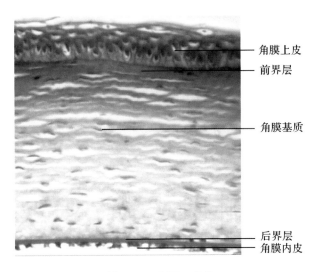

角膜上皮
前界层
角膜基质
后界层
角膜内皮

图 13-3　角膜　高倍

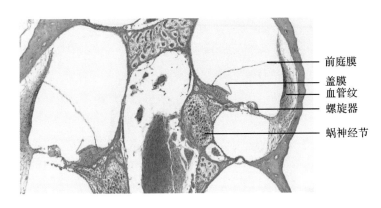

前庭膜
盖膜
血管纹
螺旋器
蜗神经节

图 13-4　耳蜗　低倍

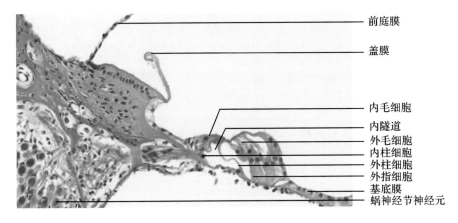

前庭膜
盖膜
内毛细胞
内隧道
外毛细胞
内柱细胞
外柱细胞
外指细胞
基底膜
蜗神经节神经元

图 13-5　耳蜗　高倍

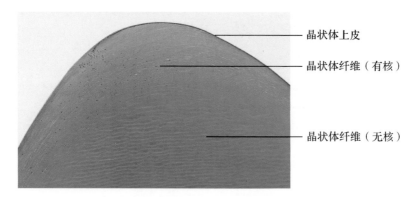

晶状体上皮

晶状体纤维（有核）

晶状体纤维（无核）

图 13-6　晶状体　放大倍数 5×

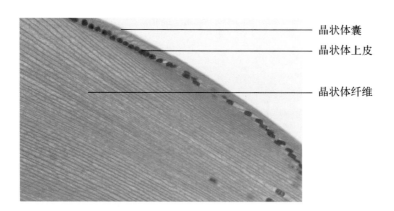

晶状体囊

晶状体上皮

晶状体纤维

图 13-7　晶状体　高倍

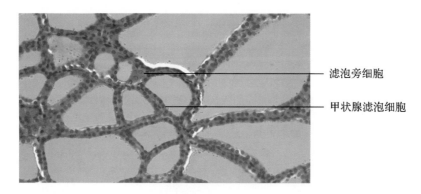

滤泡旁细胞

甲状腺滤泡细胞

图 14-1　甲状腺　高倍

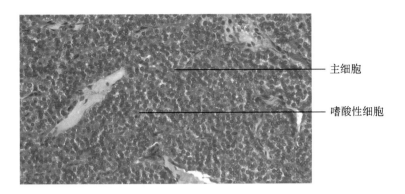

图 14-2 甲状旁腺 高倍

主细胞

嗜酸性细胞

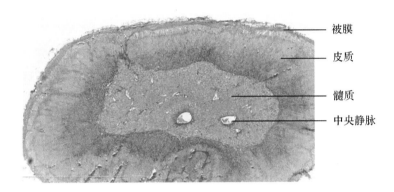

图 14-3 肾上腺 放大倍数 25×

被膜

皮质

髓质

中央静脉

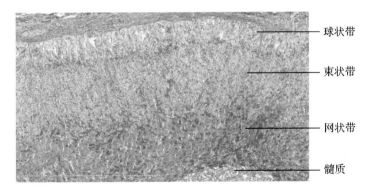

图 14-4 肾上腺 低倍

球状带

束状带

网状带

髓质

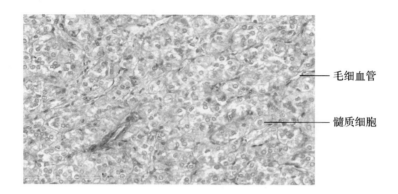

图 14-5　肾上腺髓质　高倍

毛细血管

髓质细胞

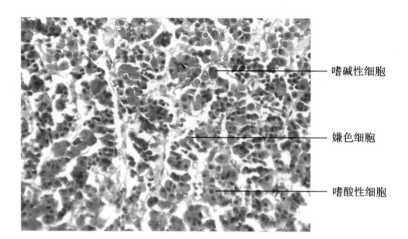

图 14-6　远侧部　高倍

嗜碱性细胞

嫌色细胞

嗜酸性细胞

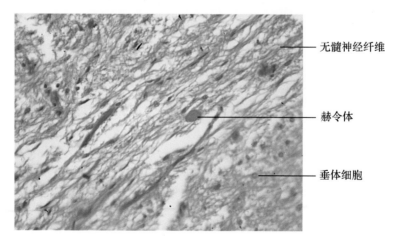

图 14-7　神经部　高倍

无髓神经纤维

赫令体

垂体细胞

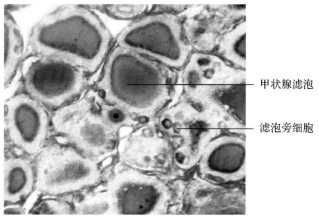

图 14-8　甲状腺滤泡旁细胞　高倍

甲状腺滤泡

滤泡旁细胞

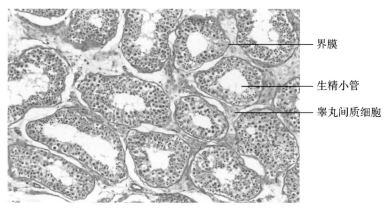

图 15-1　睾丸　低倍

界膜

生精小管

睾丸间质细胞

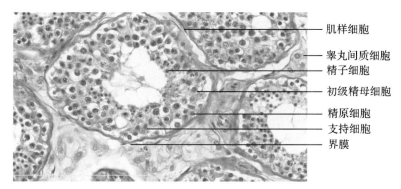

图 15-2　睾丸　高倍

肌样细胞

睾丸间质细胞

精子细胞

初级精母细胞

精原细胞

支持细胞

界膜

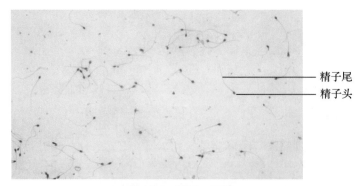

图 15-3　精子　高倍

精子尾
精子头

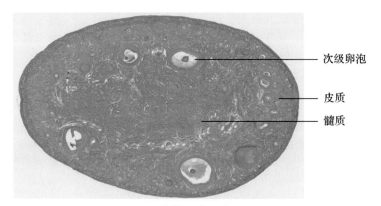

图 16-1　卵巢　放大倍数 15×

次级卵泡
皮质
髓质

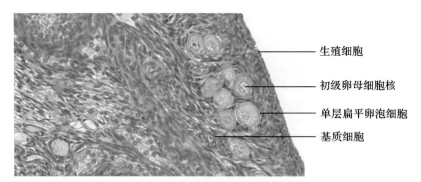

图 16-2　原始卵泡　高倍

生殖细胞
初级卵母细胞核
单层扁平卵泡细胞
基质细胞

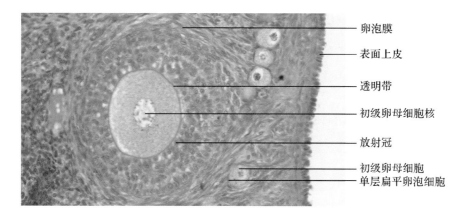

卵泡膜

表面上皮

透明带

初级卵母细胞核

放射冠

初级卵母细胞
单层扁平卵泡细胞

图 16-3　初级卵泡　高倍

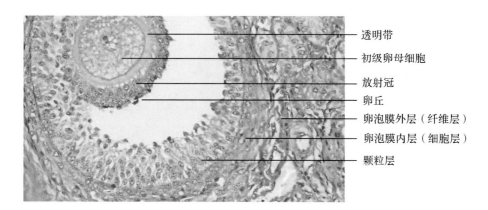

透明带

初级卵母细胞

放射冠

卵丘

卵泡膜外层（纤维层）

卵泡膜内层（细胞层）

颗粒层

图 16-4　次级卵泡　高倍

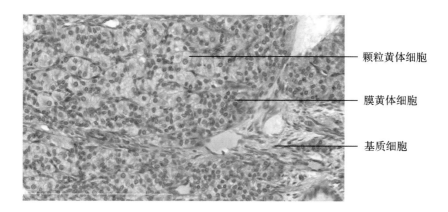

颗粒黄体细胞

膜黄体细胞

基质细胞

图 16-5　黄体　高倍

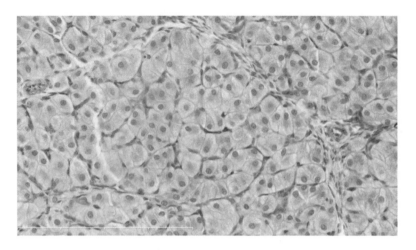

图 16-6　间质腺　高倍

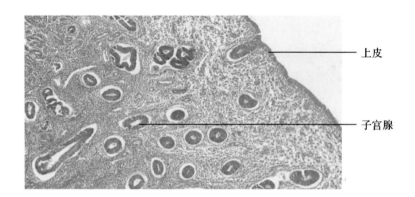

图 16-7　增生期子宫内膜　低倍

上皮

子宫腺

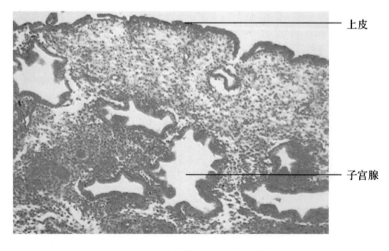

图 16-8　分泌期子宫内膜　低倍

上皮

子宫腺